# 超急性期脳梗塞治療への挑戦！

## ～初期症状の気づきで命を救う～

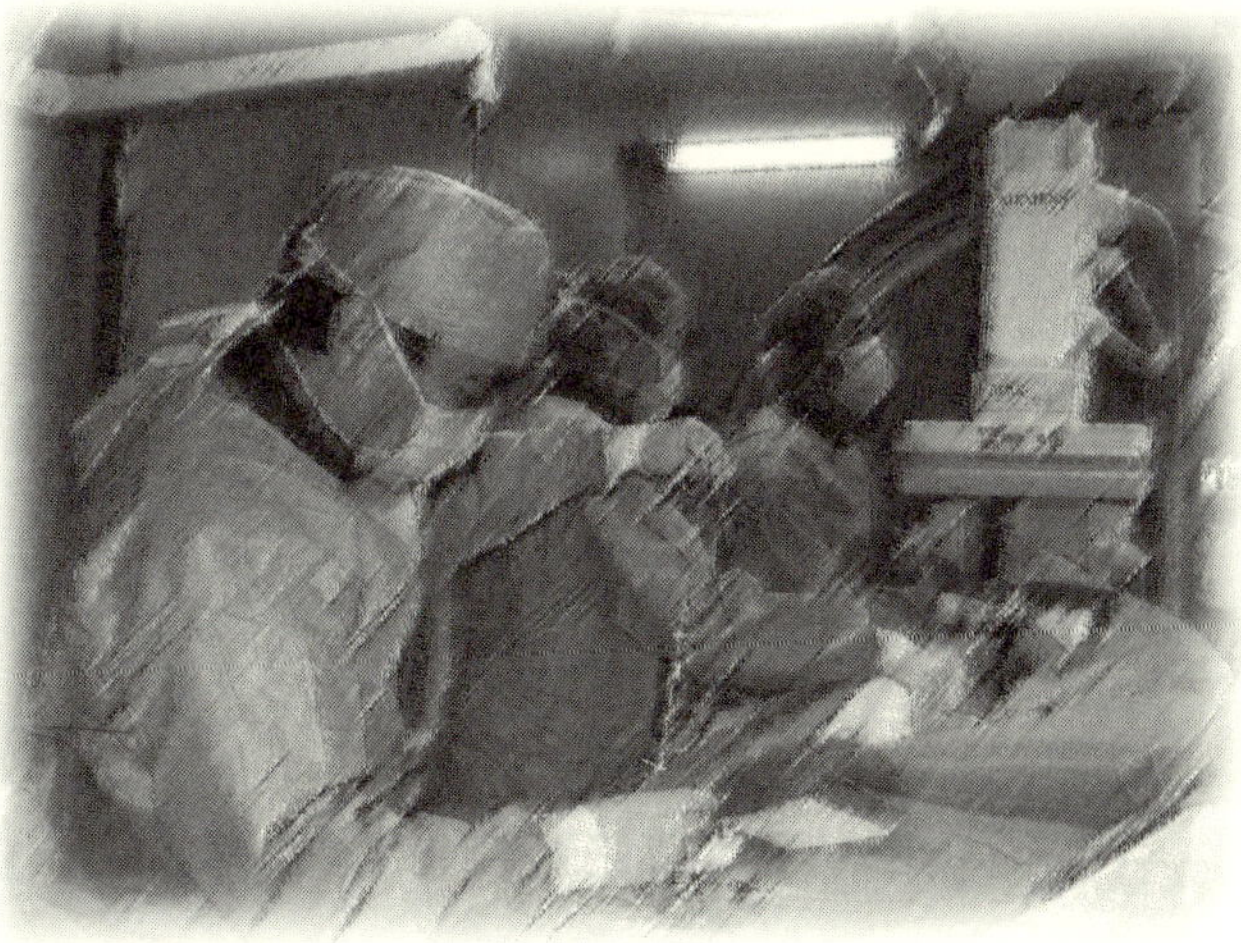

医療法人光臨会
荒木脳神経外科病院理事長
荒木　攻

みずほ出版新社

# はじめに——急性期脳梗塞治療はここまで進んでいる！

私が広島に脳神経外科病院、とくに脳卒中を専門に治療する病院を開いてから30年が経とうとしています。その間に医療技術は驚くほどの進歩を遂げ、加えて医療器具の目覚ましい発達により、昔は助けられなかった患者さんの生命も助けられるようになりました。とくに私が今、注目している、これから取り組むべき重要な課題としているのが急性期の脳梗塞治療です。脳梗塞の治療は脳卒中の中でも発症してからの時間との勝負になります。そのため、せっかく設備の整っている、あるいは脳血管内治療の専門医がいる病院に運ばれても時間がかかり過ぎていると患者さんの生命を救うことができません。

この問題を解決するには発症してからできるだけ早く専門病院へ運び、治療を早く始めるしか方法はありません。私たちはそれを達成するためにdoor to punctureという合言葉を作り、いわゆるdoor 病院のドアからpuncture 脳血管内の治療開始までの時間をいかに短くするか、それをこれからの課題として認識し、取り組んでいます。

詳しくはこの本の中で説明していきますが、この時間を短くすればするほど患者さんの生命を助けることができ、なおかつ病気によって引き起こされる後遺症をできるだけ少なくすることが可能になります。

脳梗塞は脳卒中の中でも約7割といちばん多くを占めています。その脳梗塞をいかにして治療し、後遺症を引き起こさないようにするかが今、求められています。

脳梗塞はいつ起こるかわかりません。昼間なら開いている病院は多いですが、夜中の場合は開いている病院は限られてしまいます。それも専門病院となるともっと数は少なくなります。

しかし、病気を発症した時間によって患者さんの治療に不公平があってはいけません。真夜中に発症した患者さんが昼間に発症した患者さんと同じ治療を受けられなければそれは大きな不平等になってしまいます。

私の病院ではそのようなことのないよう24時間対応できるように脳血管内治療専門医を中心としたチームを常にオンコール体制のもとにおいています。そして、このような治療ができるのはそれぞれの担当セクションとの緊密な連携、いわゆるチーム医療があってこそ初めてできるものです。

まだまだこのような医療体制が整っている地域は日本では多くありません。また、脳梗塞の急性期治療は医師だけの力で解決できるものではありませんから、病院のチーム医療体制はもちろんのこと、それにプラスして地域に住んでいらっしゃる方への啓蒙活動、行政の協力も必要不可欠です。

私が願うのは少しでもこの本が脳梗塞になられた患者さんを一人でも多く救う手助けとなることです。それには地域の連携はもちろんのこと、病院側の受け入れ態勢の整備、そして急性期脳梗塞治療の実態をみなさんに知ってもらうことだと思います。

急性期の脳梗塞治療の普及と発展に少しでもこの本がお役に立てればこれほどうれしいことはありません。

荒木 攻

【目　次】

# 第一章

# 脳卒中を正しく理解しよう

## 脳卒中とはどんな病気か？

初めに脳卒中について、どんな病気なのかをお話したいと思います。脳梗塞も脳卒中の一つですから、その全体像を知っておく必要があります。

まずどのくらいの程度で発症しているのかを見てみましょう。脳卒中は日本人の死亡原因の上位にあり、がんや心筋梗塞と合わせて三大疾病と呼ばれています。

以前は脳卒中が日本人の死亡原因の第一位でしたが、食生活の変化や予防、治療法の進歩により、一九七〇年代から死亡数は少しずつ減っています。二〇一五年の統計では一位ががん、二位が心疾患、三位が肺炎、四位が脳血管疾患（脳卒中）となっており、三位の肺炎との差はわずかです。

しかし、その人数は少なくなったとは言えず、いまだに年間約一二万人近くが依然として脳血管疾患が原因で亡くなっています。

また、脳卒中の種類については後の項目で説明しますが、大きく分けて脳卒中には脳血管が出血するもの（脳内出血、クモ膜下出血）と閉塞するもの（脳梗塞）があり、どちら

**主な死因別死亡数の割合（平成27年）**

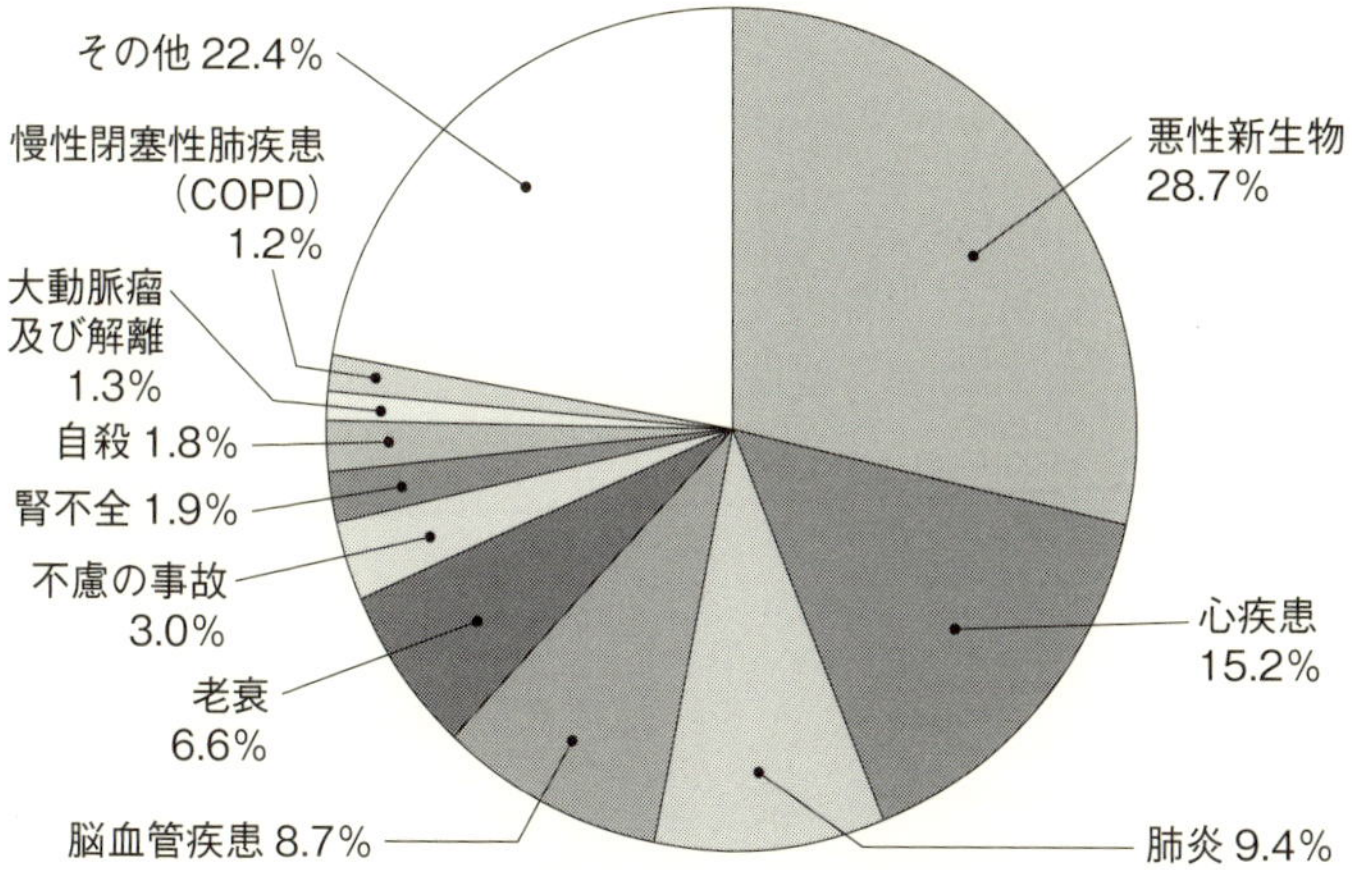


出典：2010年国民生活基礎調査（厚生労働省）

**2015年の日本人の死亡原因**

死因順位別死亡数の年次推移

| 死因順位 | 平成14年(2002) 死因 | 平成14年(2002) 死亡数 | 19年(2007) 死因 | 19年(2007) 死亡数 | 24年(2012) 死因 | 24年(2012) 死亡数 | 25年(2013) 死因 | 25年(2013) 死亡数 |
|---|---|---|---|---|---|---|---|---|
| 第1位 | 悪性新生物 | 304 568 | 悪性新生物 | 336 468 | 悪性新生物 | 360 963 | 悪性新生物 | 364 872 |
| 第2位 | 心疾患 | 152 518 | 心疾患 | 175 539 | 心疾患 | 198 836 | 心疾患 | 196 723 |
| 第3位 | 脳血管疾患 | 130 257 | 脳血管疾患 | 127 041 | 肺炎 | 123 925 | 肺炎 | 122 969 |
| 第1位 | 肺炎 | 87 421 | 肺炎 | 110 159 | 脳血管疾患 | 121 602 | 脳血管疾患 | 118 347 |

出典：厚生労働省

のタイプであっても脳神経が障害を受けると手足が麻痺したり、言葉の障害などの後遺症を生じて寝たきりになる可能性があります。その点から言っても、注意すべき疾患であることは間違いありません。

もちろん、脳卒中以外にも寝たきりになる疾患は認知症やパーキンソン病、骨折などがありますが、何と言っても、原因の17％以上が脳卒中で占められていますから、寝たきりの原因の第一位であるこの病気にならないように予防するとともに、もしなったときでも寝たきりにならない治療が早急に求められていると言ってもいいでしょう。

さらに、脳卒中は急性期治療が終わった後の回復期にリハビリテーションをする人が多いため、入院が長期化する傾向があります。

脳梗塞や脳出血の治療にかかる医療費は、手術の種類や治療内容により変わります。また、治療を受けられる病院の機能や患者さん自身の年齢や収入額によっても変わります。

病院の機能において、ＤＰＣ制度があります。この制度は、平成15年に我が国に導入された急性期入院医療を対象とする診断群分類に基づく1日あたり包括支払い制度です。この制度を導入している病院は、「ＤＰＣ対象病院」として国から認可を受けます。

このＤＰＣ制度は、投薬・注射・検査等をひとまとめにした定額点数と手術やリハビリ等を行った分だけ請求する点数（出来高点数）を組み合わせて入院費を計算する方式です。

実際の治療における医療費の自己負担の例として、手術を必要としない比較的症状の軽い脳出血でＤＰＣ対象病院に1か月入院し、その後リハビリ専門病院で2か月間入院された場合の医療費は、次のとおりです。

75才以上の方は、自己負担の上限金額が決まっています。上記の1割の方の場合は、1月の上限額は約4・4万円となっています。

65才以上の方は、自己負担は3割負担となっています。1月で約42万円、3か月で約126万円と高額な負担を強いることになります。

我が国では、「高額療養費制度」という自己負担金額を抑える制度があります。この制度は、患者さんの収入によって自己負担金額の計算式が変わりますが、仮に年収が約370万から約770万円の方の場合は、この制度を利用すると、1月の負担金額を約42万円

| | 総医療費 | 75才<br>自己負担1割 | 65才<br>自己負担3割 | 65才<br>自己負担3割<br>高額療養費<br>制度利用 |
|---|---|---|---|---|
| 1月目 | 約140万円 | 約4.4万円 | 約42万円 | 約10万円 |
| 2月目 | 約140万円 | 約4.4万円 | 約42万円 | 約10万円 |
| 3月目 | 約140万円 | 約4.4万円 | 約42万円 | 約10万円 |
| 計 | 約420万円 | 約13万円 | 約126万円 | 約30万円 |

※上記の費用以外にも、食事代や有料個室を利用した場合等、別に金額が発生します。

から約10万円に抑えることができます。３か月で約30万円となり、制度を利用しない場合と比べると、約４分の１程度に抑えることができます。

この高額療養費制度は、加入している保険者（国民健康保険や、協会健保等）に申請していただく事で利用が可能となっています。

これは平成25年度の国民全体の医療費40兆６１０億円のうち、脳卒中だけで１兆７７３０億円が費やされていることでもわかります。

日本はこれからの将来を考えると、急速な高齢化にどのように対処するかが求められています。団塊の世代（８００万人）が75歳以上になる二〇二五年（平成37年）以降は国民の医療や介護の需要が一段と増加することは確実です。

このような事案に対して、厚生労働省は寝たきりの人の数を減らし、高齢者でもできる限り住み慣れた地域で自分らしい人生を最後まで送れるように、地域包括ケアシステムを構築しつつあります。

これからの超高齢化社会を元気で健康なまま迎えるためにも、寝たきりの原因が第一位である脳卒中をどのように予防し、治療していくか、その解決方法を追求していくことが必要不可欠と言えます。

## 介護の割合

65歳以上の要介護者等の性別にみた介護が必要となった主な原因

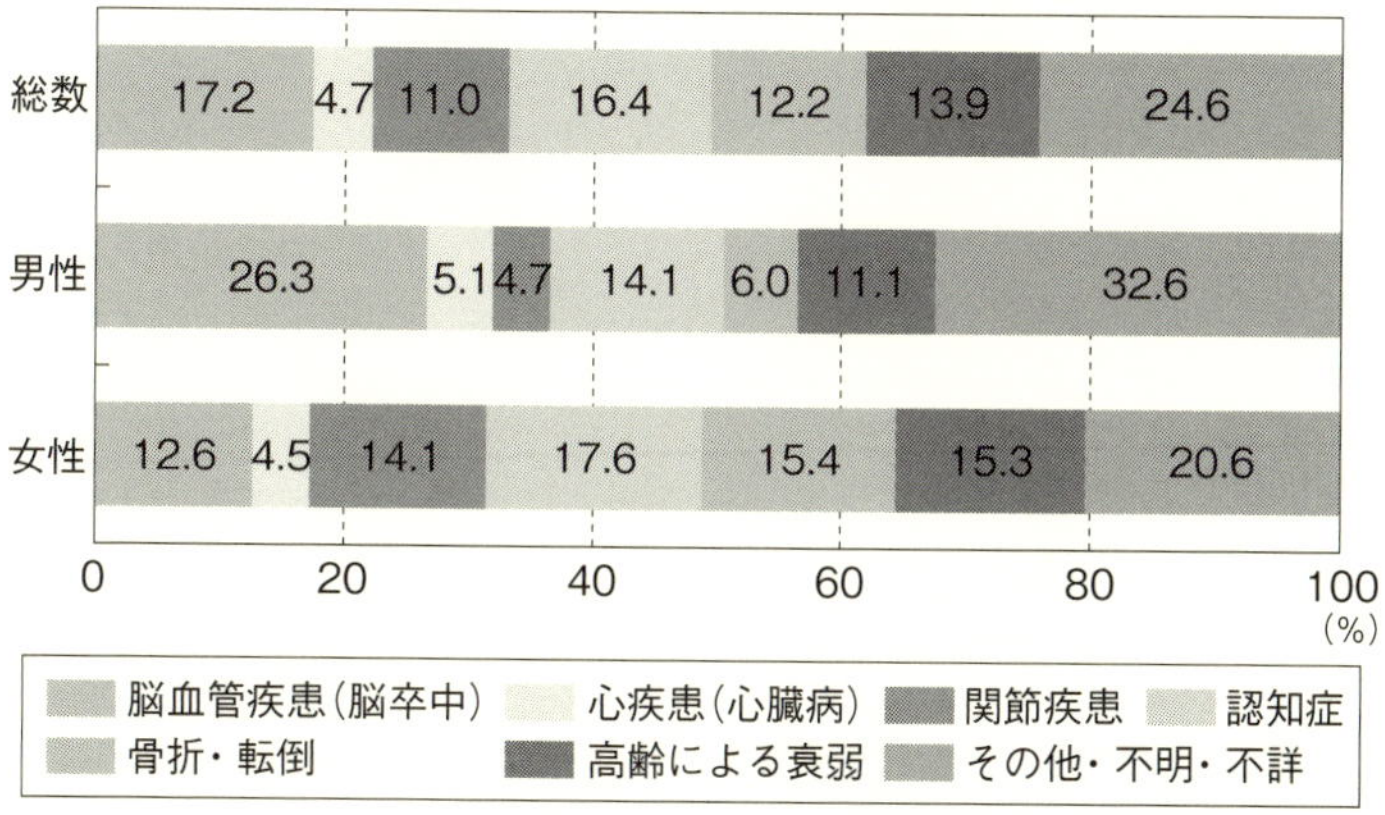


資料：厚生労働省「国民生活基礎調査」(平成25年)

## 主な病気の平均在院日数

| 傷病 | 平成8年 | 平成11年 | 平成14年 | 平成17年 | 平成20年 | 平成23年 | 平成26年 |
|---|---|---|---|---|---|---|---|
| 総数 | 40.8日 | 39.3日 | 37.9日 | 37.5日 | 35.6日 | 32.8日 | 31.9日 |
| 悪性新生物 | 46.0日 | 40.1日 | 35.7日 | 29.6日 | 23.9日 | 20.6日 | 19.9日 |
| 糖尿病 | 47.2日 | 46.8日 | 42.3日 | 34.4日 | 38.6日 | 36.1日 | 35.5日 |
| 高血圧性疾患 | 63.6日 | 64.0日 | 45.7日 | 41.4日 | 45.8日 | 41.2日 | 60.5日 |
| 心疾患(高血圧性のものを除く) | 38.9日 | 31.6日 | 29.3日 | 27.8日 | 24.2日 | 21.9日 | 20.3日 |
| 脳血管疾患 | 119.1日 | 110.1日 | 102.1日 | 101.7日 | 104.7日 | 93.0日 | 89.5日 |
| 肺炎 | 33.1日 | 36.8日 | 31.5日 | 36.2日 | 31.7日 | 28.6日 | 29.7日 |
| 脊柱障害 | 51.9日 | 39.1日 | 36.1日 | 32.9日 | 33.1日 | 28.6日 | 28.9日 |
| 骨折 | 46.1日 | 45.2日 | 43.7日 | 47.2日 | 43.2日 | 41.1日 | 37.9日 |

出典：厚生労働省「平成26年患者調査」

**図　社会保障給付率の推移**

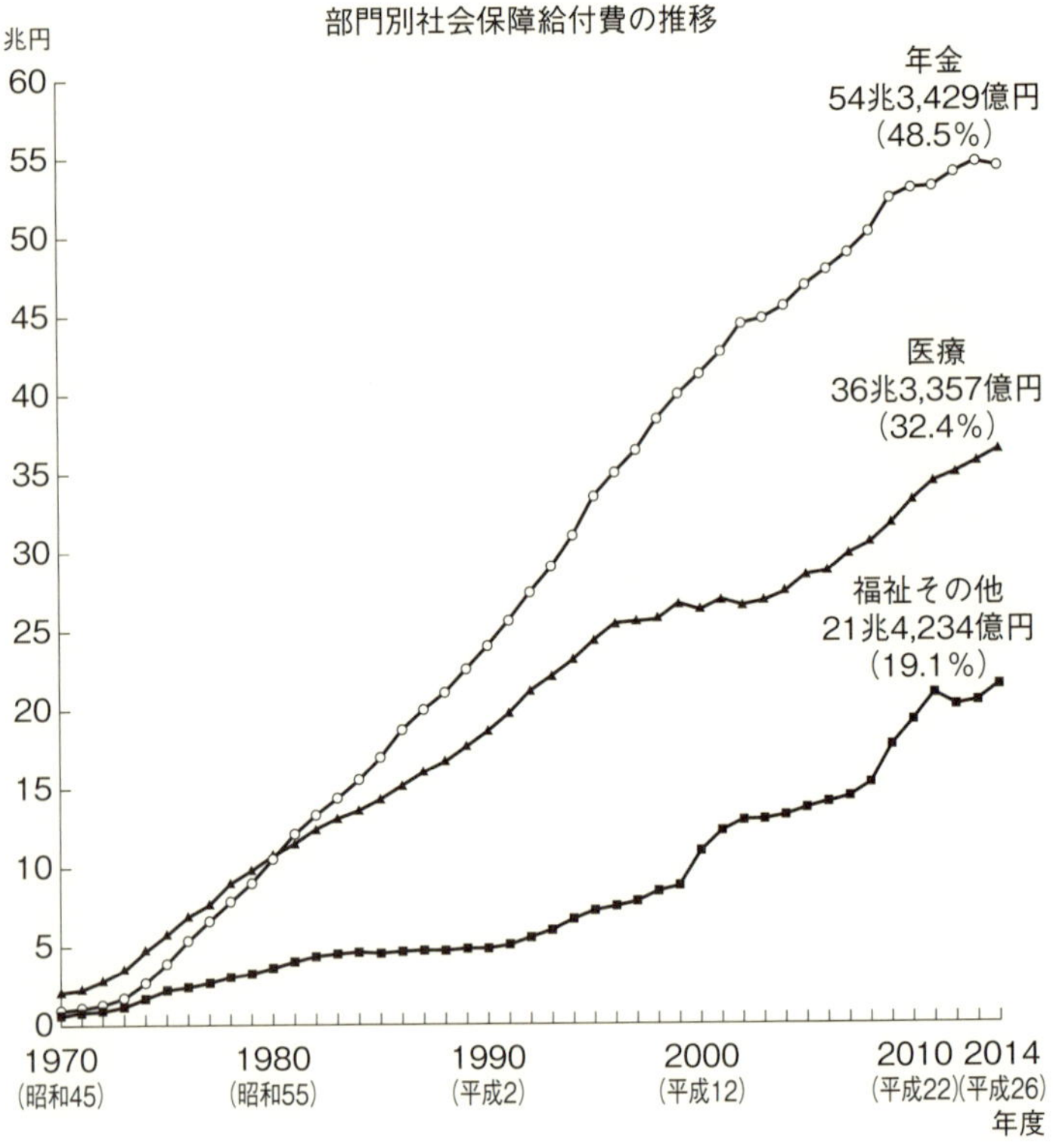


出典：国立社会保障・人口問題研究所

## 脳卒中の種類

つぎに脳卒中の種類を詳しくご説明します。基本的には2種類に分かれます。

**①血管が詰まって脳の細胞が死んでしまう→脳梗塞**
**②血管が破れて起こる→頭蓋内出血**

また脳梗塞はさらに三つに分かれます。

**■ラクナ梗塞→ごく細い動脈が詰まる**
**■アテローム血栓性梗塞→大きな動脈が詰まる**
**■心原性脳塞栓症→心臓の中でできた血栓（血の塊）が剥がれて脳の動脈に入って起こる**

同じように頭蓋内出血もさらに二つに分かれます。

**■脳出血→脳の中の細い動脈が破れる**

**■クモ膜下出血→脳の表面を走っている大きな動脈にできたこぶが破れる**

以上が脳卒中の細かい分類ですが、それぞれについてもう少し解説していきます。

## ■ラクナ梗塞

日本人に一番多く発症するタイプです。脳梗塞の半分ほどがこのラクナ梗塞です。脳の細い動脈が高血圧のために損傷を受けて詰まってしまった場合に起こります。

症状は軽い場合が多いですが、繰り返すとパーキンソン症候群（手足の動きが鈍くなり、手の震えや歩行に障害が出る病気）を起こしたり、血管性痴呆の症状が出ることがあります。

脳梗塞3分類

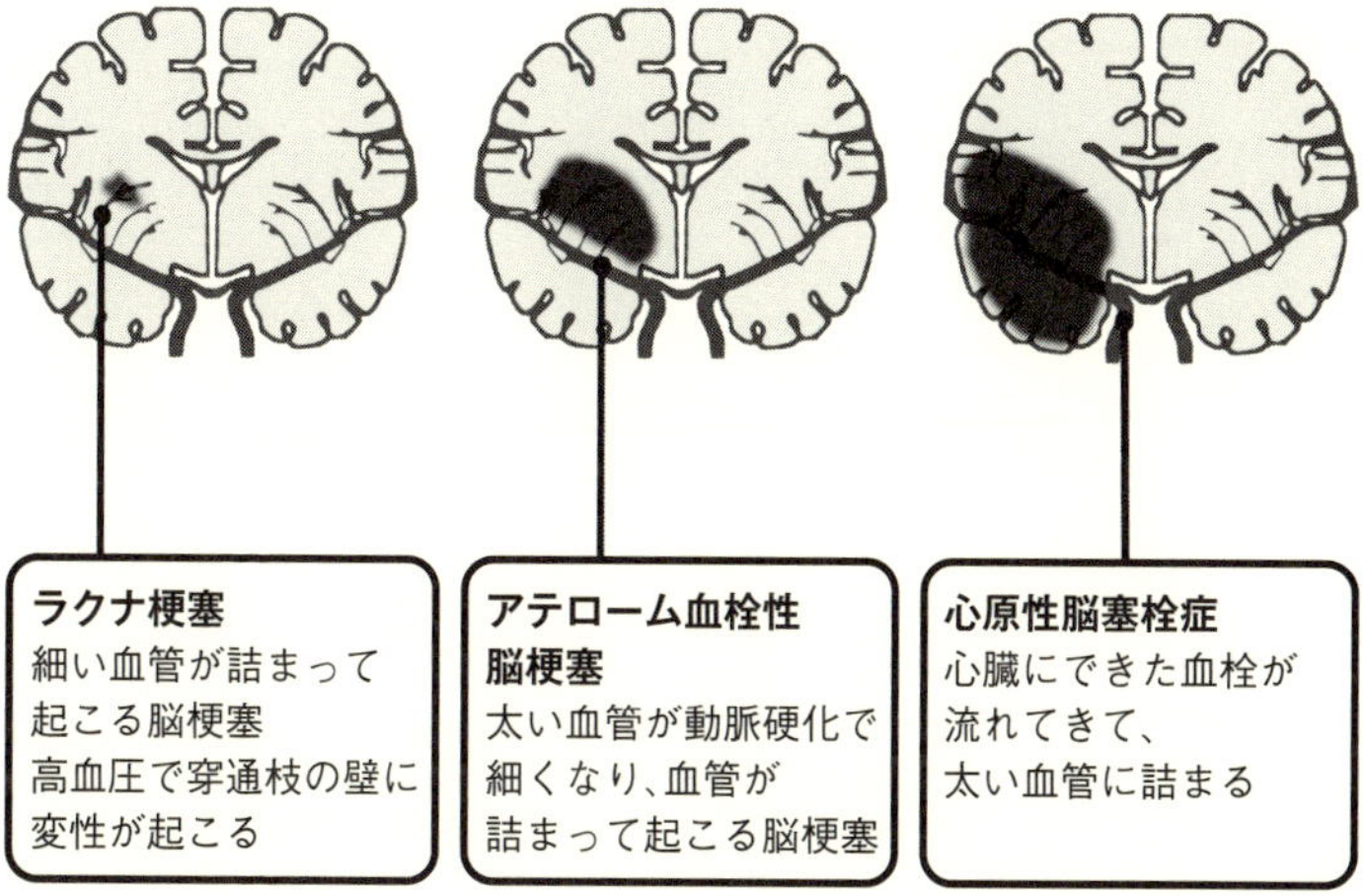
ラクナ梗塞
細い血管が詰まって
起こる脳梗塞
高血圧で穿通枝の壁に
変性が起こる
アテローム血栓性
脳梗塞
太い血管が動脈硬化で
細くなり、血管が
詰まって起こる脳梗塞
心原性脳塞栓症
心臓にできた血栓が
流れてきて、
太い血管に詰まる

■アテローム血栓性梗塞

頸動脈や頭蓋内の大きな動脈の硬化（アテローム硬化）によって起こる脳梗塞です。日本人よりは欧米人に多く見られ、日本人では脳梗塞の約2割を占めています。アテローム硬化のために動脈が狭くなり、そこに血栓ができて完全に詰まってしまったり、血栓が剥がれて流れだし、血管の先の部分が詰まって起こる梗塞です。

原因になるのは脂質異常症や糖尿病、高血圧などで、いわゆる生活習慣病（成人病）がその危険因子です。

起こる症状も感覚障害や片麻痺だけではなく、失語や失認などの高次脳機能障害も伴う場合もあります。

■心原性脳塞栓症

心臓の中でできた血栓が剥がれて流れだし、脳の中に入って動脈を塞いで発症します。通常、正常な心臓では血栓ができることはありませんが、心臓病があるとできる場合があります。

血栓ができやすい心臓病としては、心筋梗塞、心筋症、心房細動、リウマチ性心臓病

（弁膜症）などがあります。心原性脳塞栓症は脳梗塞の20〜25％を占めています。

この脳梗塞は動脈が急に詰まるため、バイパスができる余裕もありませんから、脳梗塞の範囲は広くなり、同時に症状もひどくなります。

## ■脳出血

高血圧の状態が長く続くと、脳の中にある細い動脈に絶えず高い圧力がかかるため、血管がだんだんもろくなり、ついには破れて脳出血を起こします。

発症時には嘔吐や頭痛を伴うことがあり、症状の多くは言語障害、片麻痺、感覚障害ですが、重症になると意識障害になるケースもあります。

## ■クモ膜下出血

脳動脈にできたこぶ（動脈瘤）が破れ、クモ膜下に出血するものです。その多くは先天性の動脈瘤と言われていますが、高血圧によって大きくなるとされます。

特徴はクモ膜下出血が起こると猛烈な頭痛と吐き気、嘔吐になり、大半は意識を失ってしまいます。出血が少ない場合、意識は戻りますが、出血が多いと生命の危険があります。

くも膜下出血

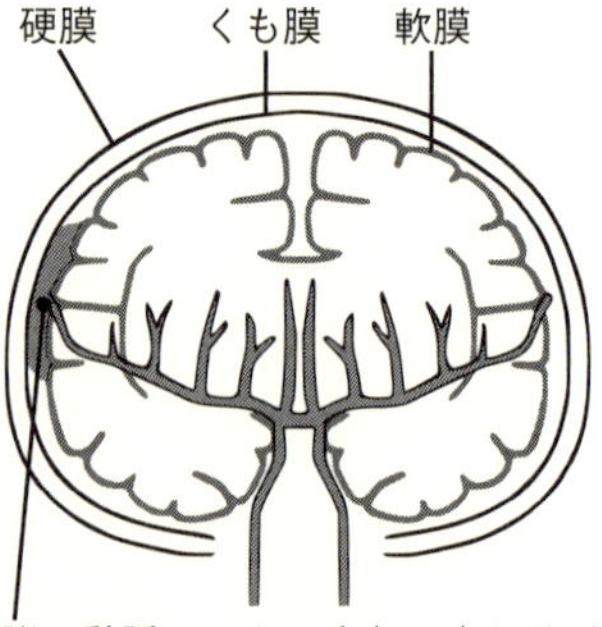


脳の動脈にできた瘤（こぶ）などが破裂し、脳とくも膜の間にある「脳脊髄液」内で出血すること

また、1回目の発作は軽くても、再度、発作が起きる場合が多いので、入院して絶対安静にしなければいけません。根本的な治療はクリップを動脈瘤にかけて破れないようにする、又は脳血管内治療によるコイル塞栓術で破れないようにようにする方法をとります。これらは、脳血管造影を行い、場所を確認して実施します。

## 脳卒中の症状とは?

今度は脳卒中が起きたときの症状について考えてみます。的確に判断をして、すぐに治療をする必要がありますから、それにはどのような症状が起こるかを知っておかなくてはいけません。

左右にある脳はそれぞれ反対側の身体半分を支配しています。例えば、手足を動かす運動神経の通り道は、脳幹や脊髄で交差して身体の反対側に向かっています。逆に、手足で感じた情報を脳に伝える感覚神経の通り道も同様の交差をしています。

そのため、左右どちらかの半分の部分に感覚の異常が出た場合は、脳卒中の症状と考えなければいけません。たとえ、それが一時的であっても、脳梗塞の前兆現象である「一過性脳虚血発作」（P28後述）の可能性がありますから、すぐに専門病院への受診が必要です。

それでは主な症状を個別に見ていきましょう。

### 1　片側の手足・顔の半分の麻痺やしびれ

脳卒中の特徴は身体の片側に障害が起こることがほとんどです。主に手足や顔に症状が現れます。まれではありますが両方が一緒に発症する場合もありますし、手足だけ、顔だけの場合もあります。

### 2　呂律《ろれつ》が回らない、言葉が話せない、人の言うことが理解できない

言葉の異常には、舌や顔面の筋肉が麻痺して呂律が困難となる「構音《こうおん》障害」と言語中枢の障害による「失語症」があります。失語症では話すだけでなく、人が話していることが

理解することができなくなり、読み書きも困難になります。

言語中枢は右利きの人のほとんどと左利きの人の約6割が左脳に存在します。また、前頭葉にある「ブローカ野《や》」と側頭葉にある「ウェルニッケ野」に分かれています。前者が障害を受けると話せなくなり、後者が障害を受けると人の話を聞いても理解ができなくなります。

## 3　片方の目が見えない、物が二つに見える、視野の半分が欠ける、片方の目にカーテンがかかったように一時的になる

目から入った情報は視神経を通り、目の後ろで交差して後頭葉にある視覚中枢に伝達されます。例えば、右後頭葉が障害を受けると両目とも左側が見えなくなる「同名半盲（どうめいはんもう）」と呼ばれる視野の障害が起こります。

また、一時的ではありますが、片目にカーテンがかかったように見えなくなる障害も現われます。これは「一過性黒内障《こくないしょう》」と呼ばれていて、目に通っている血管が分かれる内頚動脈の狭窄《きょうさく》などが原因で起こりますので、脳梗塞の前兆現象として重要です。くれぐれも見逃さないようにして下さい。

脳梗塞の前兆（TIA）

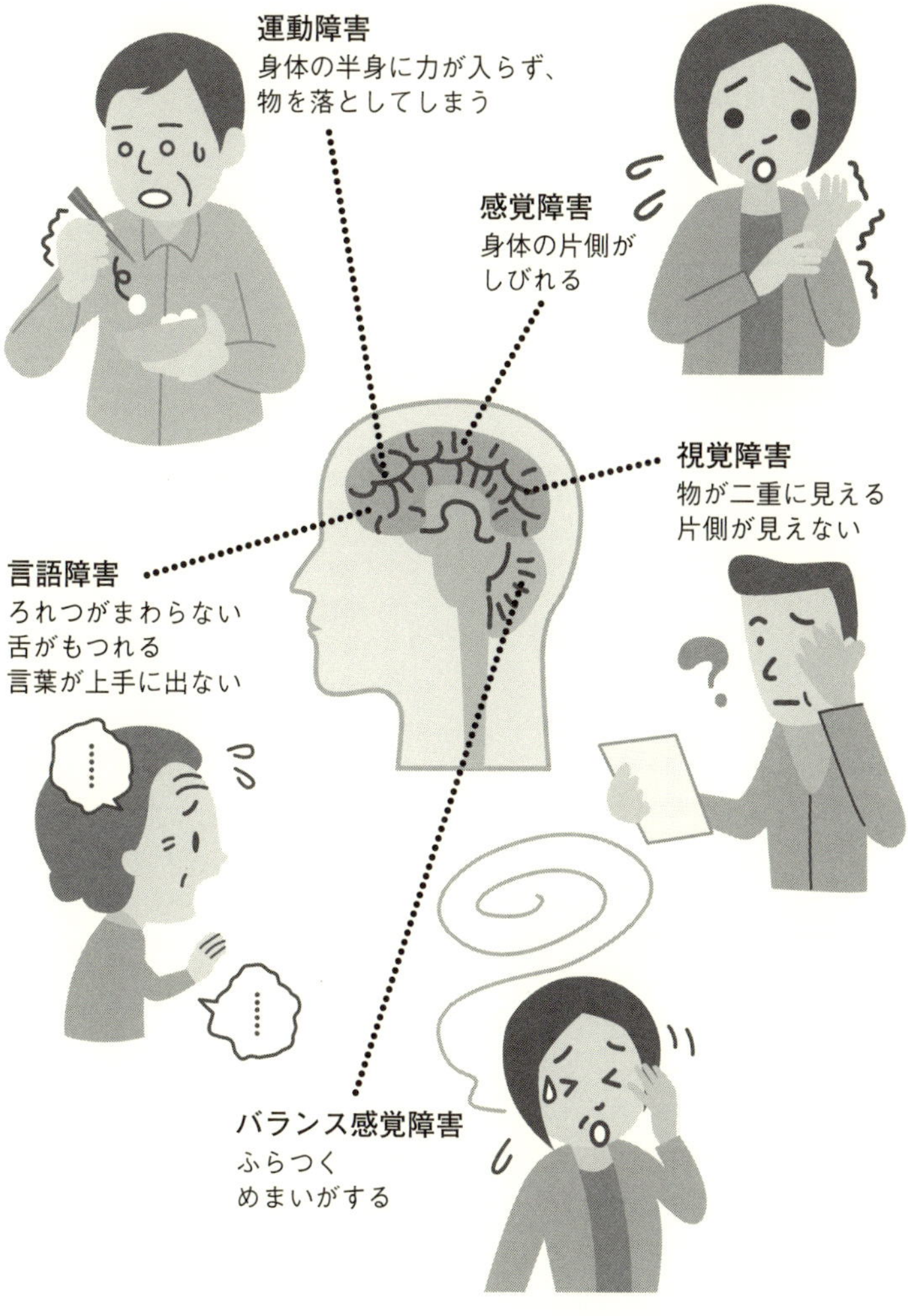
運動障害
身体の半身に力が入らず、
物を落としてしまう
感覚障害
身体の片側が
しびれる
視覚障害
物が二重に見える
片側が見えない
言語障害
ろれつがまわらない
舌がもつれる
言葉が上手に出ない
バランス感覚障害
ふらつく
めまいがする

## 4　力は入るが、なぜか立てない、歩けない、フラフラする

感覚障害、運動機能障害が起きている場合、自分の身体を自分でコントロールするのが難しくなります。このようなときにも脳卒中を疑って下さい。

## 5　経験したことのない激しい頭痛、意識の障害

突然の激しい頭痛は、クモ膜下出血の特徴的な症状です。よく言われる言葉として「ハンマーで殴られたような頭痛」と形容されます。今までに感じたことがない頭痛を起こした場合には注意が必要です。

また、クモ膜下出血は嘔吐を伴うことが多く、重症のときには意識が無くなることもあります。同様に、脳内出血や脳梗塞の場合でも、重症で大脳の広範囲な障害や脳幹部の障害が起こるとこのときも強い意識障害が生じます。

### クモ膜下出血の重症度の分類

Hunt and Kosnik分類（1974）

| | |
|---|---|
| Grade 0 | 未破裂の動脈瘤 |
| Grade Ⅰ | 無症状か、最小限の頭痛および軽度の項部硬直をみる |
| Grade Ⅰa | 急性の髄膜あるいは脳症状をみないが、固定した神経学的失調のあるもの |
| Grade Ⅱ | 中度から強度の頭痛、項部硬直をみるが、脳神経麻痺以外の神経学的失調はみられない |
| Grade Ⅲ | 傾眠状態、錯乱状態、または軽度の巣症状を示すもの |
| Grade Ⅳ | 昏迷状態で、中等度から重篤な片麻痺があり、早期除脳硬直および自律神経障害を伴うこともある |
| Grade Ⅴ | 深昏睡状態で除脳硬直を示し、瀕死の様相を示すもの |

(Hunt WE, Kosnik EJ. Timing and perioperative care in intracranial aneuryam surgery. Clin Neurosurg 1974;21:79-89)

## 脳梗塞の前兆現象――一過性脳虚血発作

前の項目で脳卒中が起きたときの症状を説明しましたが、それが短時間で消えてしまった場合、私たちは往々にして病院を受診せずにそのままにしてしまうことが多いです。しかし、これほど危険なことはありません。この症状こそまさに脳梗塞の数少ない重要な前兆現象と言っても過言ではありません。

この症状が起きるのは、脳の一部の血流が一時的に悪くなるためで、その多くが数分から数十分で消えてしまうため、「たまたまそのようになっただけ」と思い込んでしまいます。

ところが、この一過性脳虚血発作を治療しないで放置したままにしておくと、3か月以内に15～20%の人が脳梗塞を発症することがわかっています。そして、さらに恐ろしいことには、そのうちの半数が数日以内に脳梗塞を発症するという事実も解明されています。

ただ、残念なことに、この事実を一般の方はあまり認識していません。そのため、この一過性脳虚血発作が起こったならば、すぐに専門病院を受診することの重要性をこれからは広く訴えていかなければいけないと考えています。

では、この一過性脳虚血発作を起こす原因とは何でしょうか。その原因と考えられるものが二つあります。

**①動脈硬化**
**②心臓の病気**

①の動脈硬化についてはみなさんもよくご存知かもしれません。この発作の多くは動脈硬化が進んだために起こります。

太い動脈、とくに頚動脈に動脈硬化が起こると表面に血栓が付着します。この血栓が剥がれて血流に乗り、脳の動脈に引っかかると麻痺などの症状が現れます。しかし、すぐに溶けて流れてしまうと血流が元に戻りますから一過性で済んでしまいます。

また、もう一つのケースもあります。それは動脈硬化が進んだときに、脳の動脈に非常に狭い部分があり、その影響で血圧が急に下がるなどした場合に同じような症状が現れます。このときも頭を低くして安静にしていると血流が回復し、症状が消えますので一過性に終わります。

ただ、どちらも時間の問題ですから、症状が消えたからと言って、そのままにしておくといずれ脳梗塞になりますので、この場合もすぐに受診して治療を受けなければいけません。

つぎに②の心臓の病気が原因の場合です。これは心臓の病気の影響でできた血栓が脳の動脈に流れて行き、動脈が詰まったときに起こります。

心臓に血栓ができやすい病気としては、心房細動という不整脈が言われています。このケースが圧倒的に多いようです。その他には、心筋梗塞、人工弁なども原因になることがあります。

ただ、心臓で作られる血栓は他の血栓と比べて大きいものが多く、一過性脳虚血発作よりは大きな脳梗塞＝心原性脳塞栓症になる場合が多いです。

## ACT—FASTを覚えよう！

脳卒中の症状をより早く、より明確に知るために、「ACT—FAST」という標語が最近、言われるようになりました。「ACT」は行動、「FAST」は早く、つまり「早く行動せよ」ということです。これをアメリカの脳卒中協会が脳卒中ではないかと疑いがある人を見たとき、三つの症状と時間の頭文字を取って「FAST」と呼んで注意を呼びかけています。みなさんもぜひとも覚えていざというときに役立ててほしいと思います。それぞれの症状をさらに詳しく解説していきましょう。

**①Face（顔の麻痺）**

顔の片方が下がる、ゆがむなどの特徴が現れます。「笑って下さい」と言っても、うまく笑えないときは要注意です。

**②Arm（腕の麻痺）**

片側の腕に力が入らないのが特徴です。「両腕を上げたままにしていられますか」と質問して、できないときは片腕が麻痺しています。

③Ｓｐｅｅｃｈ（言葉の障害）

言葉が出てこない、呂律が回らないなどの症状があるときは脳卒中の可能性が高いです。いつもと違う話し方しかできない場合も注意して下さい。

④Ｔｉｍｅ（発症時刻）

症状が出た時間を必ず記憶して下さい。脳卒中、とくに脳梗塞は時間との勝負になりますので、いつ起こったか、その時刻を正確に病院に到着したときに知らせることが重要です。

これらの三つの症状のうち、一つでも出ていれば脳卒中の可能性が大きいです。「取りあえず様子を見よう」とか「救急車を呼ぶのは大げさだ」などと考えてはいけません。脳卒中は治療の遅れが生命にかかわる病気です。症状に気づいたら、すぐに救急を呼んで発症時刻を確認して専門病院へ駆けつけて下さい。

迷っている間に病状はどんどん悪化していきます。

## 脳卒中が起こったらどうするか

とにかく脳卒中が起こったら、「一刻も早く、救急車を呼んで専門病院を受診すること」これに尽きます。初期治療をきちんと受けることができれば悪化を防ぎ、後遺症もなく元の生活に戻ることも可能になりました。

逆に、受診する時間が遅くなればなるほど症状が進み、治療によって回復できる機会を失うだけでなく、後遺症や合併症を引き起こすことにもなります。症状が見つかったら、迷わずに専門病院を受診して下さい。

脳梗塞の場合、現在では発症から4時間半以内であれば行える特別な治療があり、それに間に合うように受診することがポイントです。専門病院に到着しても検査に1時間ぐらいはかかりますので、目安として発症してから2時間以内には治療が開始できるようにすることが大切です。

つぎに発症して救急車が到着するまでの応急処置について触れておきます。意識がある場合と無い場合に分けてご説明します。

## ■意識がある場合

大事なことはすぐに周りにいる人に助けを求めること、そして、できるだけその場で横になることです。

もしその場で寝る場所が見つからなくても、歩かないこと。とくに脳の血管が詰まって症状が出ている場合には、歩くことで脳への血流がさらに悪くなって障害がさらに悪化する恐れがあります。

また、そのような症状が出ている人が側に居た場合、周りにいる人はその人を乗せて運べるもの、例えば、自宅でしたらマットや毛布などに患者さんを乗せて環境のいいところへ移動させましょう。

これは脳への血流を保つためと血圧の上昇から起こる出血の悪化や再出血を防ぐために必要な処置です。

## ■意識が無い場合

声をかけても返事がない、身体を揺すっても反応がない、目を開けていても何を言っているかわからないなどの症状の場合、周りにいる人は慎重に、かつ敏速に行動しなければいけません。

ただ、脳卒中の症状が出た場合でも、すぐに生命の危険が及ぶのは重度のクモ膜下出血に限られますので、出来る限り早く行動するのはその通りですが、慌てて行動する必要はありません。それよりは落ち着いて、正しい処置を心がけることが大切です。

ポイントをいくつかご説明します。

**＊適切な場所へ移動する**

これは意識がある場合と同じです。ただ、戸外であれば風通しのいい日陰に移し、頭はできるだけ動かさないようにして下さい。

**＊気道の確保と誤飲の防止**

頭を前に倒すのは厳禁です。また、枕をするのも良くありません。これは気道を確保するためです。

いびきがひどく、呼吸が辛そうなときにはタオルや座布団などを肩の下に敷くと楽になることがあります。首を反らせ気味にするのがコツです。

嘔吐しそうなとき、あるいは嘔吐がある場合は、誤飲や窒息を防ぐために身体を横に向けて寝かせます。麻痺があるときは、麻痺のあるほうを上にします。

**＊衣服を弛め、部屋の環境を良くする**

着ている服を弛めて楽にさせます。上着などはボタンを外し、ズボンのベルトも弛めます。

部屋の中であれば、風通しを良くし、室温が調整できるときは20度くらいに設定し、照明は暗めにします。

## どんな人が脳卒中になりやすいか

脳卒中には脳の血管が破れて出血するものと、血管が詰まって血液が脳に流れなくなるものがありますが、それはいきなり偶然になるものではありません。そのほとんどが脳卒中になりやすい要因や病気を持っています。

みなさんもおそらく一度は耳にしたことがあると思いますが、それは高血圧や糖尿病などの**生活習慣病**にかかっている人がなりやすいと言えます。

これらの病気を持っていると、脳卒中の原因になる動脈硬化を起こしたり、心臓の中で血栓を作って、それが脳の血管を塞いだりして脳卒中を起こしやすくなります。

若いときはそれほど気にすることはないかもしれませんが、中年以降は極力、生活習慣病に注意するように健康診断などで指摘されるのは、これを放置すると脳卒中などを引き起こしやすくなるからです。

では、生活習慣病はどのような生活をするとなりやすいのでしょうか。それをここでもう一度、確認しておきたいと思います。

とくに注意すべき生活習慣を挙げておきます。

■喫煙
■お酒の飲み過ぎ
■塩分の摂りすぎ
■糖分の摂りすぎ
■脂肪の摂りすぎ
■運動不足
■ストレス

ここに挙げられているものを見てもわかりますが、どれも日常生活でよくある習慣ばかりです。そのため生活習慣病と言われていますが、少し前までは成人病と言われていて、加齢とともに起こしやすい病気とも言えます。

また、それ以外にも遺伝的な要因や性別、年齢なども脳卒中の発生に深く関わっていると言われ、これら全体を脳卒中の**危険因子**と呼んで注意を促しています。

このような危険因子を持っている人は、いわゆる脳卒中の予備軍として認識し、それらを減らすように努力することが大切です。

とくに先ほど挙げた生活習慣がある人は、自分のライフスタイルを見直し、少しでも危険因子を減らす努力をして生活習慣病にならないようにして下さい。

あるいは、すでに生活習慣病にかかっている人は、きちんと治療を受けるとともに、生活スタイルを変えて、二度と以前のような習慣に戻らないようにしないといけません。それが生活習慣病を予防することにつながり、かかっている人はそれ以上、悪化させない最大の方法と言えます。

# 第二章

# 急性期脳梗塞治療で多くの人を救いたい

## 今までの治療法では脳梗塞は治せない

死亡原因の第四位と言っても、患者数は２０１４の調査で約一一八万人と非常に多く、これからの高齢化社会を考えるとその対策は急務と言ってもいいでしょう。まして脳卒中によって寝たきりになる人は第一位ですから、ますますその重要性は高まるばかりです。とくに脳卒中の７割を占める脳梗塞に対する治療方法の改善は、もはや待ったなしの時代に入っています。

この本の最大のポイントである最新の脳梗塞治療法について、この後、詳しくお話しますが、その前に今までどのようにして脳梗塞の治療を行ってきたか、まずはそのプロセスを知っておきましょう。

私たちは脳梗塞を発症した患者に対して、いくつかの方法でアプローチを行ってきました。まず薬物療法ではつぎのような方法が採られていました。

### 1　少量ウロキナーゼ静注法

**2　抗血小板療法**
**3　抗凝固療法**
**4　血液希釈療法**
**5　脳保護療法**
**6　脳浮腫軽減療法**

一応、数的にはいろいろな方法があるのですが、残念ながら、これらの治療法の効果はあまり期待できず、完全に回復させるものはありませんでした。これを数日から数週間かけて行ってきました。

あくまでもこれらの治療法は症状をこれ以上、進行させない、再発を防ぐ、合併症を防ぐなどの目的で行われるものであって、積極的に治すものではなく、どちらかと言えば、保存療法と言えるものばかりです。

また、脳神経外科の手術も急性期の脳梗塞にはほとんど役に立ちませんでした。まさにどのように治療すればいいいか、暗中模索の中で治療に取り組んでいたのです。

## 画期的な治療法——t－PA静注療法

決定的な治療方法が見つからなくて苦しんでいたときに突如、表れたのがt－PA静脈注射療法（t－PA静注療法）です。

これはt－PAという薬剤を使って血栓を溶かす治療法です。t－PAは血栓を溶かす薬（血栓溶解薬）であり、この薬を使うことで脳への血流の流れを早期に回復させ、脳を障害から助けます。

脳動脈の閉塞は血栓が原因で起こります。血液中にあるフィブリノーゲン（線維素）がさまざまな原因から固形成分のフィブリン（線維）に変化し、血小板とからみあって血栓が作られます。それは寒天が固まるのと似ています。これらの作用は傷口から出血するのを防ぐ働きをしています。

逆に、血液中にはフィブリンを溶解させる成分であるプラスミン、これはプラスミノーゲンと呼ばれる前駆体からできますが、このプラスミンの働きを増強するのが血栓溶解薬です。

ｔ－ＰＡの前に開発されたのがウロキナーゼやストレプトキナーゼです。これらは血栓自体を溶かす働きは弱く、だからと言って、大量に使うと出血しやすくなる欠点がありました。

過去には、ＣＴが取り入れられていなかった時代に、この薬剤を大量に使った脳梗塞の治療は失敗に終わっています。なぜなら、逆に脳出血や死亡者が増えてしまったからです。

一九八〇年代の前半、第二世代の血栓溶解薬ｔ－ＰＡが開発され、この薬は血栓自体に作用しやすく、出血傾向も少ない特徴がありました。心筋梗塞の原因である冠動脈血栓症に有効性が認められて治療に用いられました。

## ●ｔ－ＰＡ静注療法による脳梗塞治療が始まった

脳梗塞への治療開始はＣＴが普及してきた一九八〇年代後半から再開されました。そして、世界初の本格的な臨床試験は何と日本で実施されました。そこで明らかにされたことは、発症6時間以内にｔ－ＰＡ静注療法が行われると血流の再開通が明らかに促進され、症状も軽くできそうなことがわかりました。これは一九九三年に発表されています。

しかし、そのときに使われたｔ－ＰＡ製剤は英国製でしたので、特許権の問題で製造販売が中止され、せっかくの臨床での応用も頓挫することになりました。

その後、アメリカで発症が3時間以内の脳梗塞患者624人を対象にした臨床試験が行われ、その結果が一九九五年に発表されています。

それによると、試験に使われたt－PA製剤はアルミテーゼと言い、三か月でほとんど無症状の患者の割合がt－PAを使った人たちでは31％に対し、偽薬（見かけは同じでも薬効成分は入っていないもの）を使った人たちは20％でした。

また、日常生活にほとんど支障のないレベルにまで回復した人たちを見てみると、t－PAを使った人たちは39％、偽薬を使った人たちは26％でした。

この結果が発表されると、t－PAを使ったことの治療効果は奇跡的であると評価されました。

ただ、一つだけ問題がありました。それは合併症として出血の増加があったことです。臨床試験ではt－PAを使った患者では頭蓋内出血が起きたのが6・4％に対して、偽薬を使った患者では0・6％でしたから、t－PAを使ったときの出血を併発する率は確かに高率ではありました。

しかし、死亡率を見ると、偽薬を使った人たちでは21％だったのに対し、t－PAを使った人たちは17%と少なめでした。

この臨床試験での好成績により、t－PAであるアルミテーゼは一九九六年にアメリカで初めての「脳卒中治療薬」として承認を受けました。

rt－PA製剤

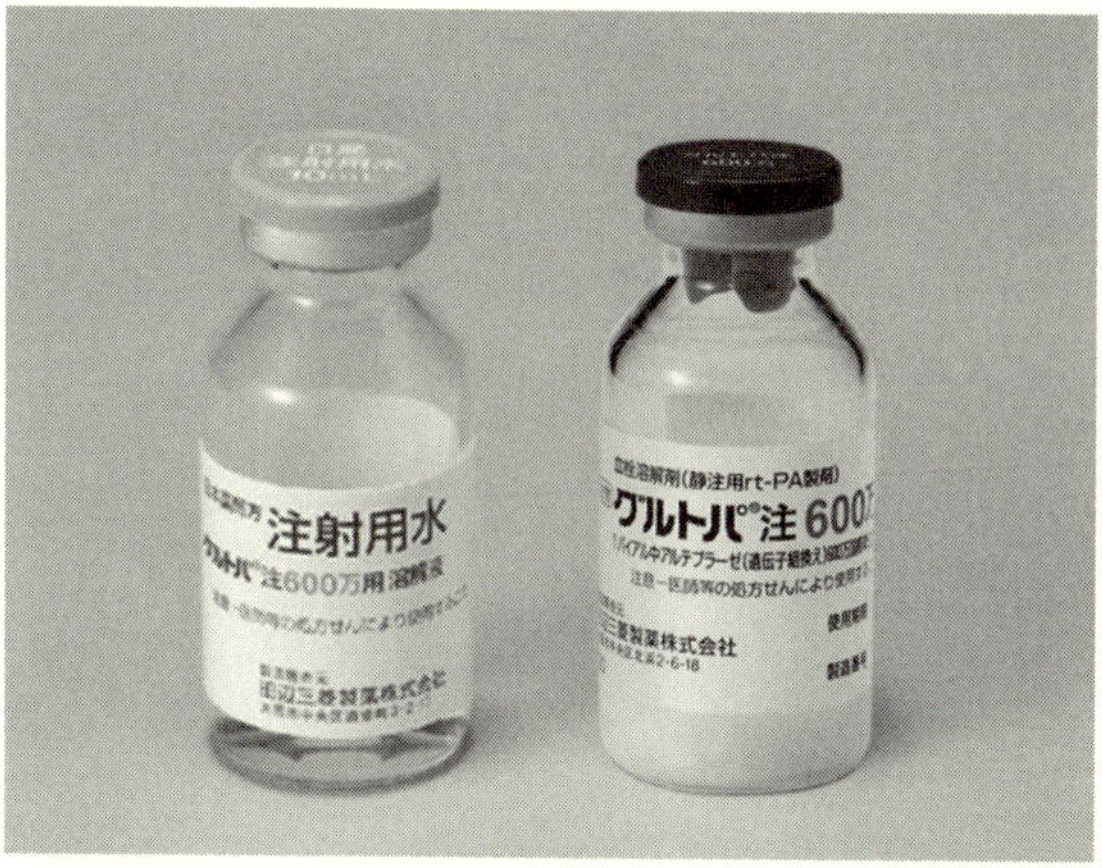


保険承認後、月300例以上の使用があり、いかに現場が患者の命を救うために期待しているかがわかりますね。

それ以後は、カナダやヨーロッパ諸国などでつぎつぎに承認され、世界の40か国以上で承認されています。

今では通常の日常診療で使われ、成果を挙げています。

## 日本でもついに保険承認

特許問題で出遅れていた日本ですが、ようやく世界の潮流を受けて二〇〇二年から二〇〇四年にかけて国内の承認を求めてアルテプラーゼの臨床治験が行われました。これはJ－ACT（Japan Alteplase Clinical Trial）と呼ばれています。

脳梗塞を発症後、3時間以内の患者さん103人が対象になり、海外で使われる量の3分の2の量が投与されました。

3か月後に無症状になった結果では、日本での臨床治験では37％であるのに対し、アメリカの臨床治験では39％とほとんど同じでした。

また、頭蓋内出血も日本では5・8％に対し、アメリカは6・4％。3か月以内の死亡率も日本では10％に対し、アメリカでは17％で、どちらも日本の臨床治験の数値のほうが良かったという結果が出ています。

この日本の臨床治験の終了後に厚生労働省に承認申請が行われました。そして、平成一七年（2005年）10月11日からアルテプラーゼの脳梗塞治療への使用が許可されました。

アメリカから遅れること約10年、この期間を「失われた10年」とも言われていますが、ようやく日本でも脳梗塞治療への光が見えてきたのです

## t－PA静注療法が持つ可能性と問題点

アルテプラーゼの保険承認は非常に大きな意味を持っています。それは急性期脳梗塞治療を行っている医療関係者に大きな影響をもたらしました。

新薬の適正な使用を確保すべく、日本脳卒中学会は承認後すぐに「適正治療指針」を作成し、学会のホームページと機関誌『脳卒中』にこれを載せています。

また、この指針の中には施設の基準も設けられました。そして、治療を行う担当医の講習会受講を必要条件としました。講習会は承認後の半年間で各都道府県で2～3回、延べにすると約160回が行われ、受講者は8000人を超えました。施設基準はつぎのようになっています。

1　CTあるいはMRIが24時間可能である

2　急性期脳卒中に対する十分な知識と経験を持つ医師（日本脳卒中学会専門医など）を中心とするストローク（脳卒中）チーム及び設備（SCUあるいはそれに準ずる病棟）を有する

3　脳神経外科処置が迅速に行える体制が整備されている

4　実施担当者が日本脳卒中学会の承認するt－PA薬使用のための講習会を受講し、その証明を取得する

さらに、厚生労働省は新薬の承認後、2年半の間、3000例以上の使用実績を調査することを承認の条件として課しました。その結果、製造販売会社からの報告では承認後の1年半で国内の推定使用例は約5700例。月に換算すると、毎月、300例以上が使われたことになります。これは当初の予想を大きく上回るペースでした。

しかし、非常に画期的な結果を残しながらも、使用例が積み重なってくると、そこに潜む限界や問題点も少しずつ明らかになって来ました。

そこで、ここではその問題点や課題を考えてみたいと思います。

## ●すべての人が受けられるわけではない

いちばんの問題点、課題はすべての脳梗塞患者がこの治療法を受けられるわけではないことです。つまり、受けられる人と受けられない人が出てしまうことです。

では、それはいったいなぜなのか。そこには大事な前提条件がありました。

■発症から3時間以内に治療が開始可能なこと。ただし、病院での診断にかかる時間も含めると、**発症からの時間が2時間以内までに治療ができる専門医療機関を受診すること。**

■経過観察中に**症状の急激な改善がないこと。**

■**軽症ではないこと。**

症状の急激な改善がある場合や軽症である場合は、この治療を行わなくても症状が良くなることが多いので、脳出血の危険性があるこの治療法を選択しないほうがいいと考えられます。

また、適正治療方針で**「禁忌」**(きんき:危険があるため、避けたほうがいい症状、状態)とされている項目には、つぎのようなものがあります。

＊各種出血性疾患の既往症がある場合
＊出血の恐れがある頭蓋内疾患がある場合
＊極端な高血糖や低血糖
＊血圧の急激な上昇
＊血小板の減少
＊検査の結果、頭部に広範な病巣が存在する

以上のような場合が見られたときには、t-PA静注療法は行わないほうが良いとされます。

加えて、投与を検討すべき場合――**「慎重投与」**とされている項目にも注意が必要です。

＊出血の危険性が高い場合(分娩、月経期間中、10日以内のけがなど)

＊病気がある場合（消化管潰瘍など）
＊重篤な神経症状がある場合
＊昏睡している場合
＊高齢の場合

このような場合には、投与するときには慎重に検討してから行うか、行わないかを決めなければいけません。

急性期の脳梗塞に対して大きなメリットがあるｔ－ＰＡ静注療法ですが、注意すべき点もしっかりと押さえておかないと患者をより危険にさらすことになります。

## 合併症を防ぎ、治療成績を上げるには？

合併症の多くは出血です。とくに出血を起こし、症状が悪化する確率はｔ－ＰＡ薬剤を使わないときよりは3～10倍に高くなると言われています。また、一度、出血すると死亡率も高くなるのも問題です。

それを防ぐには厳しい症例選択が日本だけでなく、海外でもガイドラインで強く言われています。

また、重篤な出血は薬剤の投与後、36時間以内、とくに24時間以内に起こりやすいので、治療後もこの時間内は経過観察をしっかりとすること、そして、血圧を安定させることが必要です。

もし高血圧が続くようであれば、適切な降圧治療を行うようにします。症状が急激に悪化したときにはすぐに画像診断を行い、頭蓋内に出血があれば脳外科的な治療も含めた適切な治療を行います。

ここで治療成績を上げるために行われているアメリカの取り組み方をご紹介したいと思います。急性期の脳梗塞治療で鍵となるのは、何と言っても発症してから迅速に専門病院まで運ぶ時間をできるだけ短縮することにかかっています。

なおかつ、病院に到着したならば、すぐに検査をして診断を行い、早急に治療方法を決めて実施することが重要です。

アメリカではｔ－ＰＡ静注療法が普及していますので、それに迅速に対応できるような体制も整っています。わかりやすくするために七つのＤによってその流れを示しています。米国心臓病協会ガイドライン（二〇〇〇年）が発表しているものです。

**①Detection（発見）**
**②Dispatch（出動）**
**③Delivery（搬送）**
**④Door（来院）**
**⑤Data（情報）**
**⑥Dicision（方針決定）**
**⑦Drugs（治療開始）**

また、発症から病院到着までの猶予は2時間、来院してから10分でバイタルチェック、25分でＣＴ撮影、45分でＣＴ読影、60分でｔ‐ＰＡ投与開始、発症からｔ‐ＰＡ投与開始まで3時間が目安になっています。

Dは英語の頭文字を取っていて、最初の発見からｔ‐ＰＡ投与開始まで、その流れをスムースに行うためにこのような指標を作っています。

## ●早急な体制作りが必要

日本でも国立循環器病研究センターでは、一九九〇年代に脳血管内科と脳神経外科の日直・当直医と救急車とのホットラインを作りました。日本にも訪れるｔ－ＰＡ静注療法時代を見越しての取り組みでした。

これができたことで救急車の搬入要請に対しても迅速な対応ができるようになり、発症後３～６時間以内の救急入院が３～４倍になったと言います。

また、ｔ－ＰＡの承認後、病院側の体制も変革し、24時間体制で３人一組のｔ－ＰＡ当番制度を設けて実施しています。搬入の要請を受けると、日直医あるいは当直医がすぐにｔ－ＰＡ当番医や検査技師、緊急外来、ＳＣＵ（脳卒中集中治療室）などに連絡を入れて受け入れ態勢を整えます。

もちろん、私の病院でもこのような体制は作ってあります。そのために、常時、脳血管内治療専門医３人を交替制で待機させ、いつでもどんな時間に来院されても同じ治療が受けられるようにしています。

また、日本ではｔ－ＰＡ静注療法が始まってから日が浅く、体制も完全とは言えません。それに加えて、一般市民への知識の浸透もまだまだだと思います。

この治療法を有効に活かすためにはみなさんにこの治療法のことをよく知ってもらう必要があります。同時に脳卒中についても、正確な知識を知っておくことが欠かせません。

私の病院でも啓蒙活動として、著名な先生方をお呼びして、一般の方にわかりやすく、脳卒中について、そして、現在の治療方法について市民講座を開いております。

この機会にみなさんも正確な脳卒中の知識と治療法、とくに脳梗塞の急性期治療法について理解を深めて頂ければと思います。

第４回 Neurosurgery Update in Hiroshima

# 市民公開講座

# 日本の名医から脳卒中を学ぶ

## 『困難な脳梗塞治療；現在と未来』

**日時** 平成28年 8月11日（木・祝）
14:00～17:00（開場13:30）

**場所** 広島県医師会館 1階ホール
広島市東区二葉の里3丁目2-3

入場無料
定員 400名
当日参加も可能です。

開会挨拶：県立広島病院 院長 木矢 克造 先生
会長挨拶：医療法人光臨会 荒木脳神経外科病院 理事長 荒木 攻
来賓挨拶：広島県医師会 会長 平松 恵一 先生

**講演内容**

座長：社会医療法人社団陽生会 寺岡記念病院 理事長 寺岡 暉 先生

**特別講演 1**

**『脳梗塞の症状と治療の実際』**

東京大学大学院医学系研究科脳神経外科学 教授 齊藤 延人 先生

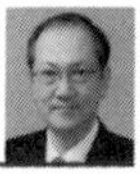

座長：広島大学大学院医歯薬保健学研究科脳神経外科学 教授 栗栖 薫 先生

**特別講演 2**

**『これから増える脳梗塞、その最新治療』**

東北大学大学院医学系研究科神経外科学分野 教授 冨永 悌二 先生

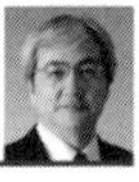

閉会挨拶：社会医療法人祥和会 脳神経センター大田記念病院 理事長 大田 泰正 先生

主 催：Neurosurgery Update in Hiroshima 会長 荒木 攻（医療法人光臨会 荒木脳神経外科病院 理事長）

後 援：
・一般社団法人 広島県医師会
・一般社団法人 広島県病院協会
・一般社団法人 広島県歯科医師会
・公益社団法人 広島県薬剤師会
・公益社団法人 広島県看護協会
・公益社団法人 広島県理学療法士会
・一般社団法人 広島県作業療法士会
・一般社団法人 広島県言語聴覚士会
・一般社団法人 広島県臨床検査技師会
・中国新聞社

※満席の場合には受付を終了させていただきます。予めご了承ください。

お問い合わせ 医療法人光臨会 荒木脳神経外科病院内 Neurosurgery Update in Hiroshima 事務局 Tel:082-272-1114 ／担当 松下・山本・梶原

## 第4回 Neurosurgery Update in Hiroshima

市民公開講座

# 日本の名医から脳卒中を学ぶ

## 『困難な脳梗塞治療；現在と未来』

### ご挨拶

このたび、Neurosurgery Update in Hiroshima は、脳卒中治療領域において全国的に御高名な先生方を招聘し、平成 28 年 8 月 11 日（木・祝）に広島県医師会館 1 階ホールにて、第 4 回 Neurosurgery Update in Hiroshima 市民公開講座『困難な脳梗塞治療；現在と未来』を開催します。

Neurosurgery Update in Hiroshima は、医学・薬学における脳神経外科領域の診療・研究及びその発展向上と地域における健康増進を図ることを目的として平成 25 年に設立された学会です。その目的を達成するための事業の一つとして毎年講演会を開いており、今年で 4 回目を迎えます。

今年の講演会は、市民公開講座としました。一般市民の方々にも日本最高水準の脳梗塞治療について、その素晴らしい技術や知識に対する理解を深めていただくことにより、地域の健康と福祉の向上に広くかつ大きく貢献するものと考えております。また、本講演会の成果は広島県にとどまらず、日本の医学、医療レベルの更なる向上に資するとともに、広く脳梗塞の予防や治療の発展に寄与できるものと確信しております。

この機会に、日本を代表する御高名な先生による最高水準の脳梗塞治療に触れ、学んでいただけましたら幸甚に存じます。

平成 28 年 7 月

Neurosurgery Update in Hiroshima

会長 荒木 攻

（医療法人 光臨会 荒木脳神経外科病院 理事長）

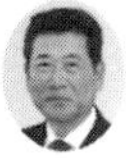

**日 時**

平成28年 **8月11日**（木・祝）
14:00~17:00（開場13:30）

**場 所**

**広島県医師会館 1階ホール**
広島市東区二葉の里3丁目2-3

**会場のご案内**

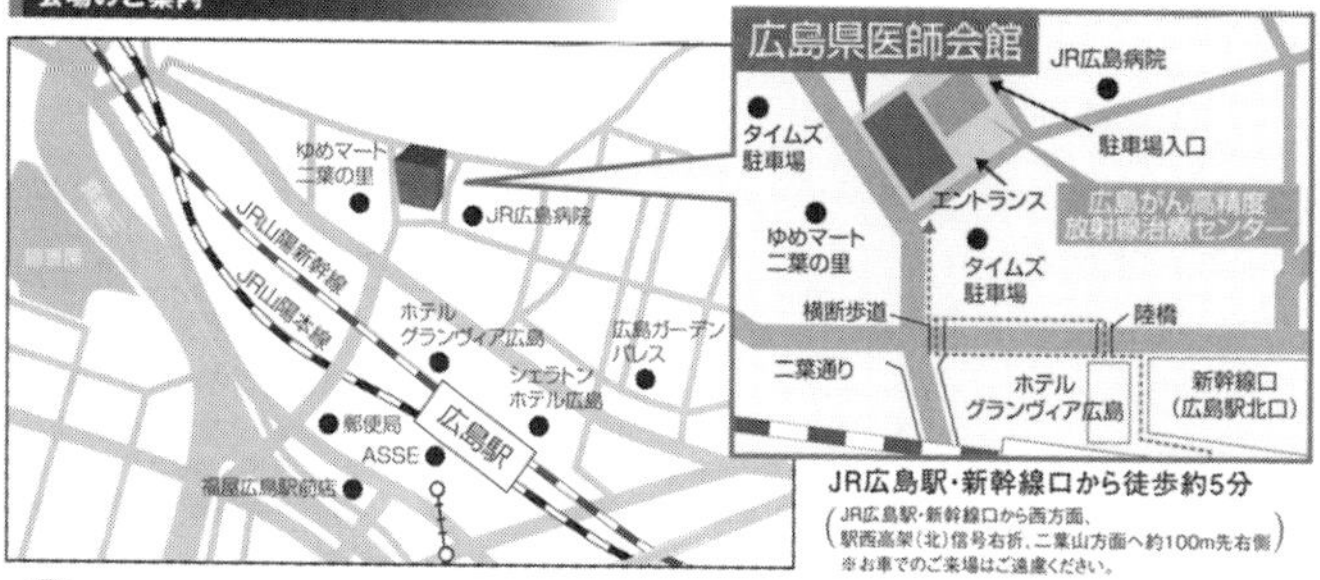


JR広島駅・新幹線口から徒歩約5分
（JR広島駅・新幹線口から西方面、駅西高架（北）信号右折、二葉山方面へ約100m先右側）
※お車でのご来場はご遠慮ください。

お問い合わせ 広島市西区庚午北2-8-7 医療法人光臨会 荒木脳神経外科病院内 Neurosurgery Update in Hiroshima事務局
Tel:082-272-1114（内線640・615・654） E-mail:nuh@arakihp.jp 担当：松下督克・山本浩史・梶原誠人

## 暗雲から一転二〇一五年から血栓回収術の有効性が示される

画期的な治療法と言われたこのｔ－ＰＡ静注療法が日本に導入されてからほぼ10年が経過しています。スタート時には治療可能時間が発症から3時間以内だったのが、今では4時間半以内にまで延長されています。それでも実際に行われた施行例は年間一万例前後とそれほど多くなく、急性期脳梗塞治療全体の5％程度に留まっています。

このｔ－ＰＡ静注療法ですが、以前に比べればかなり成功率がアップしていますが、それでも現時点では50％ぐらいで、その成功率はまだまだ高いとは言えません。

そのため、このｔ－ＰＡ静注療法だけでは良好な再開通が得られない患者を対象にいろいろな血栓回収デバイスを用いた血管内治療の併用効果が検討されてきました。

血栓回収デバイスの変遷については、二〇一〇年にMerciリトリーバー、二〇一一年にPenumbraの二つのシステムが開発され、導入されました。これらはｔ－ＰＡ静注療法に適さない、あるいは無効例に関して適応するとして承認されました。

しかし、残念ながら、二〇一三年に報告された3件のＲＣＴの成績は、これらのデバイスによる血管内治療の有効性は示せませんでした。この出来事を報告が行われた都市の名前にちなみ、〈ホノルルショック〉と呼んでいます。

その後、これらの二つのデバイスに続いてSolitaire FRやTrevo Retrieverといったステントリトリーバーが導入されています。これらのステントリトリーバーを使った血管内治療の有効性については、これについて検討したＲＣＴであるＭＲ ＣＬＥＡＮによって、二〇一五年になって初めて血管内治療の有効性が示されています。

今後、どのように発展していくかが注目される急性期脳梗塞治療ですが、この試験結果が意味するものは大きいと思います。

ここで行われた試験の対象者は、

①ＣＴ血管造影で前方循環の閉塞を確認している
②発症から6時間以内である
③年齢が18歳以上である
④脳卒中重症度評価スケール（ＮＩＨＳＳ）で2以上の条件を満たしている

以上の条件をクリアしている急性期脳梗塞患者でした。

## 脳卒中重症度評価スケール・NIHSS

NIHSS採点表

| | |
|---|---|
| 1a. 意識水準 | □ 0:完全覚醒 □ 1:簡単な刺激で覚醒<br>□ 2:繰り返し刺激、強い刺激で覚醒<br>□ 3:完全に無反応 |
| 1b. 意識障害_質問<br>(今月の月名及び年齢) | □ 0:両方正解 □ 1:片方正解 □ 2:両方不正解 |
| 1c. 意識障害_従命<br>(開閉眼、「手を握る・開く」) | □ 0:両方正解 □ 1:片方正解 □ 2:両方不可能 |
| 2. 最良の注視 | □ 0:正常 □ 1:部分的注視視野 □ 2:完全注視麻痺 |
| 3. 視野 | □ 0:視野欠損なし □ 1:部分的半盲<br>□ 2:完全半盲 □ 3:両側性半盲 |
| 4. 顔面麻痺 | □ 0:正常 □ 1:軽度の麻痺<br>□ 2:部分的麻痺 □ 3:完全麻痺 |
| 5. 上肢の運動(右)<br>*仰臥位のときは45度右上肢<br>□ 9:切断、関節癒合 | □ 0:90度*を10秒保持可能(下垂なし)<br>□ 1:90度*を保持できるが、10秒以内に下垂<br>□ 2:90度*の挙上または保持ができない。<br>□ 3:重力に抗して動かない<br>□ 4:全く動きがみられない |
| 上肢の運動 (左)<br>*仰臥位のときは45度左上肢<br>□ 9:切断、関節癒合 | □ 0:90度*を10秒保持可能(下垂なし)<br>□ 1:90度*を保持できるが、10秒以内に下垂<br>□ 2:90度*の挙上または保持ができない。<br>□ 3:重力に抗して動かない<br>□ 4:全く動きがみられない |
| 6. 下肢の運動(右)<br>□ 9:切断、関節癒合 | □ 0:30度を5秒間保持できる(下垂なし)<br>□ 1:30度を保持できるが、5秒以内に下垂<br>□ 2:重力に抗して動きがみられる<br>□ 3:重力に抗して動かない<br>□ 4:全く動きがみられない |
| 下肢の運動(左)<br>□ 9:切断、関節癒合 | □ 0:30度を5秒間保持できる(下垂なし)<br>□ 1:30度を保持できるが、5秒以内に下垂<br>□ 2:重力に抗して動きがみられる<br>□ 3:重力に抗して動かない<br>□ 4:全く動きがみられない |
| 7. 運動失調<br>□ 9:切断、関節癒合 | □ 0:なし □ 1:1肢 □ 2:2肢 |
| 8. 感覚 | □ 0:障害なし □ 1:軽度から中等度 □ 2:重度から完全 |
| 9. 最良の言語 | □ 0:失語なし □ 1:軽度から中等度<br>□ 2:重度の失語 □ 3:無言、全失語 |
| 10. 構音障害<br>□9:挿管または身体的障壁 | □ 0:正常 □ 1:軽度から中等度 □ 2:重度 |
| 11. 消去現象と注意障害 | □ 0:異常なし<br>□ 1:視覚、触覚、聴覚、視空間、または自己身体に対する不注意、あるいは1つの感覚様式で2点同時刺激に対する消去現象<br>□ 2:重度の半側不注意あるいは2つ以上の感覚様式に対する半側不注意 |

## 脳血管内治療のエビデンスが確立

その結果は脳血管内治療を併用した群は併用しない群に比べて、主要な評価項目である90日後の日本版MRS（modified Rankin Scale）判定基準書（0から6まであり、0がまったく症状が無い状態で6が死亡となっている）の改善が統計的にも優れていることがわかりました。

さらに、本試験では脳血管内治療併用群で機械的血栓除去療法が実施された症例のうちで、97％にステントリトリーバーが使われ、66％の症例にはTrevo Retrieverが使われました。

ステントリトリーバーに関しては、MR CLEANとは別にすでに多くのRCTが同時進行していました。ただ、MR CLEANによって血管内治療の有効性が明らかになったために、他の多くのRCTが中止され、それまでのデータを改めて解析した結果、4件のRCT（ESCAPE、EXTEND IA、SWIFT PRIME、REVASCAT）でも血管内治療の有効性が認められました。

## 脳梗塞に対する脳血管内治療の有効性

脳梗塞の治療にはｔ－ＰＡ静注療法とともに脳血管内治療の有効性が認められましたが、私の病院でも日常的にそれは行われています。他の病院と比べてもいつでも実施できる状態にしてあります。

とくにｔ－ＰＡ静注療法では効果の乏しい太い脳動脈が詰まった脳梗塞に対して、カテーテル治療（脳血管内治療）が行われます。

これはステントリトリーバーと呼ばれるステント型の血栓回収道具が開発され、高い再開通率が得られるようになり、２０１５年には世界的に脳血管内治療の有効性を示す報告が相次ぎました。

日本でもｔ－ＰＡ静注療法のみならず、迅速に脳血管内治療が受けられる体制が整備されようとしています。

この治療では、早期に治療を開始すればするほど、経過良好者が増えることがわかっています。

脳卒中発症2時間以内の来院者の割合は、くも膜下出血（53％）、高血圧性脳出血（52％）であり、約半数は遅れて来院しています。

脳梗塞では、症状が重篤となりやすい心原生脳塞栓症では45％、比較的軽いことが多いラクナ梗塞では14％なっています。

症状が重篤な脳梗塞は通常よりも早く来院する傾向はあるものの、そのほとんどの方がt－PA静注療法や脳血管内治療のタイミングを逃している可能性が大きいです。

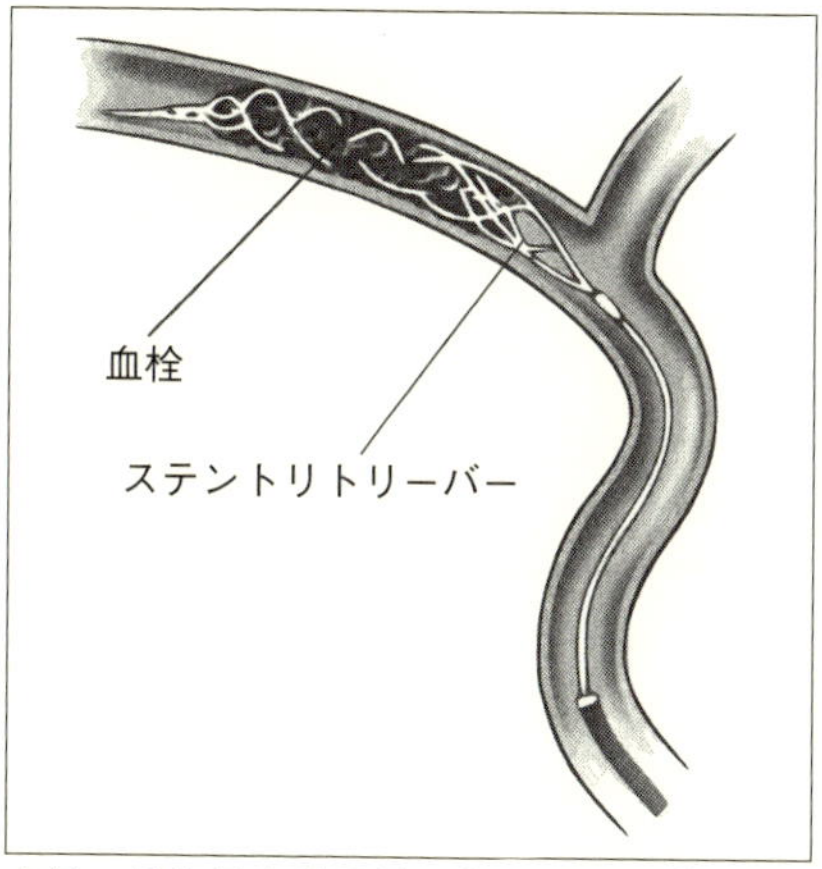


カテーテルによるステントリトリーバーの血栓回収の様子
大きな血栓を、安全に体外に出すことができます。

どのようなタイプの脳卒中であっても、症状に気が付いたなら、すぐに救急車を呼ばなくてはいけません。

症状については、第一章で詳しく述べてありますので参考にして下さい。

また消防庁の救急車利用マニュアルにも脳卒中の症状を網羅してありますので、これも参考になります。

到着した救急隊員は脳卒中の可能性があ

ると判断すれば、すぐに脳卒中の専門病院へと搬送します。

脳卒中の専門病院では到着次第、ただちに治療が行えるように準備をして待っています。

脳卒中が疑われる場合には、夜間でも朝方でも遠慮しないで救急車を呼んで専門病院へ搬送することが急務です。

## 急性期脳梗塞治療の成績改善ポイントはやはり時間の短縮

先ほどの5件のRCTの成績によって、国内で初めて脳血管内治療の根拠となるデータが得られたわけですが、この成績を実際の臨床に活かしていくにはまだまだ課題が残されています。

ただ、今までの治療成績から再開通率が上昇すれば予後が改善する、発症から再開通までの時間が短ければ予後も改善することがわかっています。その結果、つぎの3点が急性期脳梗塞治療の成績を改善するポイントだと考えられます。

**1　再開通率を上げる**

**2　時間を短縮する**

**3　合併症を減らす**

発症から再開通まではいろいろな流れがありますが、これからはそのすべてのステップで、さらなる時間の短縮を図る必要があると思います。そのためには、すべての作業が滞らないように複数のスタッフが分業制で対応しなければいけません。

私の病院でも時間短縮のために分業制を取り、チームで治療に当たるようにしています。また、最初の搬入施設でｔ‐ＰＡを静注された後で血管内治療をするために転送されてくるケースについても、チームの分業制がきちんととられていれば病院到着から治療開始までの時間を短縮できます。このことからもわかるように、ｔ‐ＰＡ静注療法と血管内治療の連携をさらにシステム化することが重要と言えるでしょう。

**【症例】 74才 男性**

主 訴：言語障害、意識障害、右片麻痺

現病歴：平成27年12月○日、16時10分、自宅で突然、言語障害と意識障害、右片麻痺を発症。16時50分（発症から40分）、当院へ搬送。

現 症：ＪＣＳ 10、左共同偏視、右完全片麻痺、重度の失語あり
ＮＩＨＳＳ 30／42点

心電図：心房細動

**頭部MRI**（撮影終了時間：17時25分＝発症から1時間15分、来院から35分）

DWI（Diffusion-weighted imaging）
＝拡散強調画像
（急性期脳梗塞の診断画像。
高信号域は不可逆的な領域と判断。）

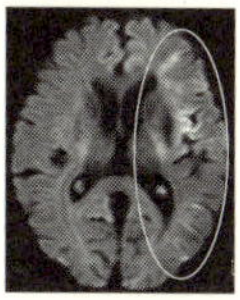

左大脳半球に広範囲に淡い高信号あり。

MRA（MRangiography）
＝MRアンギオグラフィ
（MRIで血管を描出する撮影）

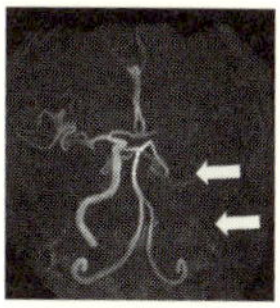

左内頸動脈の描出なし。

**【治療・時間経過】**

| | | | | |
|---|---|---|---|---|
| 40分 | 16時10分 | 発症 | | |
| 47分 | 16時50分 | 来院 | | （発症 40分） |
| | 17時25分 | MRI撮影終了 | （来院 35分） | （発症 1時間15分） |
| | 17時37分 | **脳血管内治療開始** | （来院 47分） | （発症 1時間27分） |
| 46分 | 17時59分 | t-PA静注療法開始 | | |
| | 18時23分 | **完全再開通** | （来院 1時間33分） | （発症 2時間13分） |

**脳血管内治療（経皮的脳血栓回収術）**

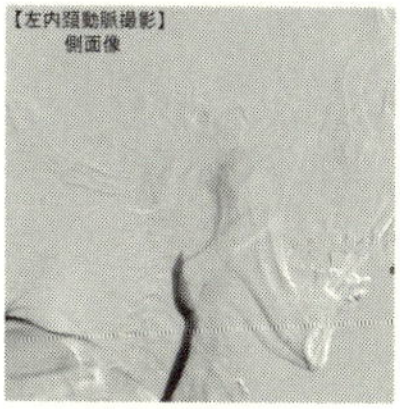


左内頸動脈は頸部で閉塞。

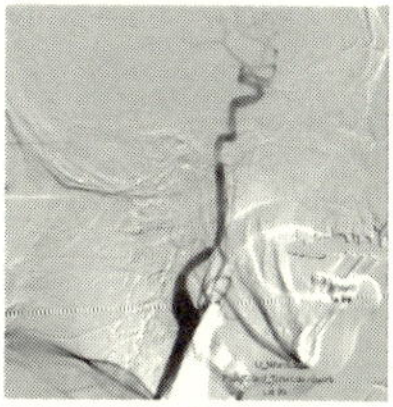

左内頸動脈は完全再開通し頭蓋内まで描出。

**頭部MRI**（翌日撮影）

DWI（Diffusion-weighted imaging）
＝拡散強調画像
（急性期脳梗塞の診断画像。
高信号域は不可逆的な領域と判断。）

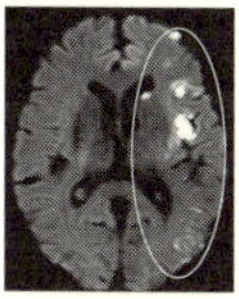

左大脳半球の高信号域は縮小している。

MRA（MRangiography）
＝MRアンギオグラフィ
（MRIで血管を描出する撮影）

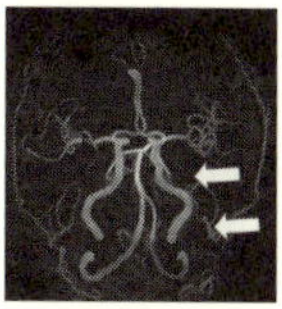

左内頸動脈は良好に描出される。

**【治療後経過】**

術後より、意識障害、失語、右片麻痺は徐々に改善。リハビリを行い、1月下旬、自宅へ退院。

ごく軽度の右上下肢脱力感があるも日常生活には問題なく、もとの生活にもどられました。

退院時のmRS(modified Rankin Scale)1 ＝ ほぼ後遺症なし。

## 時間短縮のための病院到着前のトリアージ

これからの課題としては、病院に到着する前のトリアージが欠かせない要素となって行きます。

トリアージとは災害などでケガ人が出た場合、そのケガの程度によって緊急性の度合を判別する方法ですが、この方法を救急車との連携プレイで実施し、時間の短縮に役立てようとするものです。当院では、従前より脳卒中疾患に限らず救急患者に対して、救急隊による病院前トリアージと病院到着後の医師によるトリアージを行い、円滑な救急患者の受入を実施して参りました。

急性期脳梗塞では発症から4時間半以内にｔ－ＰＡ静注が可能かどうかを判断しなければいけませんから、それをどのような方法で実現していくかが求められています。

アメリカではすでに取り組みが始まっていますが、当院も平成二十二年四月からは、シンシナティ病院前脳卒中スケール（ＣＰＳＳ）を使用しています。スケール項目のどれか一つでも異常を認めた場合には、脳卒中の可能性は72％と言われており、脳卒中を強く疑い病院到着前の患者の状態を把握するとともに、病院到着後のｔ－ＰＡ静注までの短縮を図っております。一方、時間短縮のためには救急隊との顔の見える関係づくりも重要であり、年2回、院内で救急カンファレンスを行っております。このカンファレンスには大きな特徴があり、救急隊、医師、看護師やコメディカル職員等、救急医療に携わるすべての職種が参加し、実際に搬送応需した患者の症例検討を行います。自分達が体験した症例であるが故にリアリティが高く、参加者は真剣そのもので積極的な議論が交わされ、救急隊員もチーム医療の一員として救急医療を支える体制を構築しています。このような取り組みにより病院前、病院到着後において円滑な救急医療が行われ、時間短縮のために役立っております。

聖マリアンナ医科大学病院がある川崎市の脳卒中ネットワークでは、このＣＰＳＳを修正したＭＰＳＳの周知を図った結果、二〇一二年には急性期脳梗塞に対してのｔ－ＰＡ静注の実施率が約20％になり、退院時の状態が良好な患者の割合も増加して、歩いて帰れる患者の割合も40％近くに達しているという報告もなされています。

## ●高齢化世帯が抱える問題

つぎに課題と言えるのが高齢化の進展で高齢者夫婦が二人で住んでいる場合です。ではなぜこれが問題なのでしょか。

それはこのような家庭でどちらかが脳梗塞を起こした場合、症状が重くなければもう一人が救急車を呼ぶことをためらってしまうことが多いからです。

とくに夜間の場合、脳梗塞を起こしたことに気が付かない、あるいはおかしいと思っても夜間、夜中だと遠慮してしまって呼ばないケースが多々見られます。

このようなケースをどのようにして発見し、t－PA静注の可能性を検討させる方向へと向かわせるか、大きな課題と言えます。

また、t－PA静注を実施できる脳卒中ケアユニット（SCU）＝脳卒中を専門に治療する体制ができている病院が全国ではまだ114施設（二〇一五年一二月現在）しかないことも大きな問題です。

また、日本全国のなかにはSCUが一か所もない県（二〇一五年一二月現在）が17県あります。その結果、1時間かけても専門治療施設にたどり着けない地域が高人口密度のところで18万人以上いると言われ、低人口密度のところでも1万人以上いると推定されています。

今後はこれらの空白地域をいかにして埋めて行くか、そして、ｔ－ＰＡ静注療法と併用して脳血管内治療を24時間行える包括的脳卒中センターの整備をできるだけ早く行えるかが課題と言えます。

発症からいかにして短時間で専門病院へ早く運ぶか、そして、身近に治療ができる専門病院がどこにでもある環境をこれからどのように作っていくかが問われていると言えるでしょう

## 時間短縮への課題と展望

最後に、急性期脳梗塞治療の今後の課題と展望を示しておきたいと思います。今までお話してきたことのまとめでもありますので、ここで、再度、ご確認頂ければと思います。

課題は大きく分けて三つあると思います。

## ①チーム医療（分業制）の確立

これは私の病院でも取り組んでいることですが、これをさらに徹底して短時間でできるようにします。

例えば、医師の場合で言えば、ある医師はＣＴあるいはＭＲＩ撮影室に行き、診療放射線技師と連携し最短時間で必要な情報を撮影するようにする、他の医師は脳血管内治療室に直接向かって作業の準備をするなど、作業を並行して行うようにします。

また、医師以外のスタッフならば、患者のケアを担当する、検査記録を入力する、採血するなど、それぞれの作業を別々の人がやはり並行して行うようにします。

医師はｔ－ＰＡ静注療法を施されて脳血管内治療をするために転送されてきた患者ならば、最初から診療に関わるようにします。

その理由は、ＣＴ撮影の画像や神経学的所見がわかれば、その時点で脳血管内治療ができるかどうかがある程度わかるからです。これだけでも時間を短縮することができます。

また、発症から時間が経過した患者の場合でも、ＭＲＩや灌流画像などからも判断ができますので、早期の患者に対しては何をおいても時間短縮を優先して行動することが大事だと思います。

### ②脳卒中診療体制の整備

手本になるのがアメリカの例です。アメリカでは一次脳卒中センターが提唱されたときの要件が〈15分以内に医師一人と看護師一人が必ず対応できること〉でした。しかし、日本ではこの大事な要件がきちんと守られていません。

包括的脳卒中センターの要件は〈24時間365日対応できること〉ですので、この点についても厳格に守られる体制作りが求められます。

必死になって脳血管内治療ができる施設に患者を運んだら、スタッフが少なくて対応できなかったなどということは絶対、あってはいけないことだと思います。

さらに、高齢者世帯の問題、とくに高齢者が二人だけで住んでいる場合への対処です。これも脳卒中への理解を深める啓蒙運動がポイントになると思います。

最近では、両親が共働きに出ていて、日中は高齢者と小学生ぐらいの子どもだけが家にいる家庭も増えてきました。このような家庭でも子どもに脳卒中や心臓の発作に対する最低限の知識があれば、救急車を呼ぶことができるはずです。それを実現させるために、子どもに対して、自治体が指導や教育を行っているところがあるそうです。

このような取り組みが日本全国で一般的になれば、それだけでも大きな違いが出てくるのではないでしょうか。

### ③脳血管内治療ができる専門医師の育成

明らかに今の日本では脳血管内治療ができる医師が少なすぎます。全国で現在（二〇一六年）、やっと一，〇〇〇人を越え、徐々に増えてはいますが、専門医の地域的な偏在が問題になっています。

私の病院でも専門医3人を交替させ、24時間対応ができるようにしていますが、この体制を組めるだけの専門医の数が必要です。

脳梗塞はいつ起こるかわかりません。昼間に限らず、夜中でも昼間と同じ治療ができる体制を作るための専門医を養成することが急務と考えます。

# 第三章

# 基本的な検査と治療の実際

## 検査にはどんなものがあるか

つぎに脳卒中が起きているかどうかを判断する検査方法をご紹介します。脳卒中にもいくつかの種類があり、まずそれを特定しなければいけません。また、それと同時にその病気がどのような状態であるかを素早く判断する必要があります。

ここでは、現在、行われている一般的な検査方法をご説明します。

### ■診察

通常のもの、例えば、身長・体重・腹囲から痩せているか、肥満しているかなど、血圧を測り、高血圧になっていないかどうか、その他、脈拍や心臓の血管に雑音がないかなどを調べます。そのなかから脳卒中に関わる因子があるかどうかを確認します。

最も重要で神経系の異常を特定するための検査法に神経学的検査法というものがあります。例えば意識障害、手足のマヒ、言語の障害などを細かく見ていく方法です。

## ■血液検査

これは危険因子の特定です。脂質異常症や糖尿病、通風などになっていないか、どのような既住症があるか、それが脳卒中の引き金になっていないかを調べます。

## ■頭部CT検査

脳の病巣を調べます。MRIに比べ、短い時間で済みます。脳を水平に輪切りにした状態で画像を写し、それを診て判断します。

## ■頭部MRI検査

これも脳の病巣を調べるものです。目的はCTと同じですが、こちらのほうがより詳しく、正確に診断が可能です。

CTは脳を輪切りにした画像しか診られませんが、MRIは縦や横、斜めなど、角度を変えて観察できます。また、小さい病巣を見つけることもできます。

ただ、心臓のペースメーカーを使用している場合は検査を受けることができません。検査時間はCTよりは長くかかります。

## ■頭部並びに頸部MRA検査

これはMRIと装置は同じものを使いますが、血管だけを映し出すものです。造影剤などは使いませんから、放射線を浴びることはないですが、血管造影よりは精度は劣ります。しかし、動脈瘤や脳血管の狭窄あるいは頸動脈の狭窄などを描き出すことができる利点があります。

## ■脳血管造影検査

細い管を太ももの付け根や腕から頸動脈や脳動脈に通して造影剤を送り込み、脳血管の状態を詳しく調べるものです。

脳動脈瘤や脳動静脈奇形を見つけるには有効な検査で、これを見つけることでクモ膜下出血や脳出血の原因を特定できます。

## ■頸動脈エコー検査

装置は腹部を検査するときに使われているものと同じものを使いますが、プローブ（探触子）と呼ばれるものは頸部専用のものを使います。頸部に当てて頸動脈の動脈硬化の程度を調べます。痛みもなく、時間は15分ぐらいで終わります。
頸動脈硬化は最近、増加の傾向にあり、脳梗塞の原因の一つになっています。

## ■心電図

これを調べることにより、心房細動があるかどうかがわかります。これがあると塞栓症が起こりやすくなります。心房細動などによって起きるものを心原性脳塞栓症と言っています。このタイプの脳梗塞も増加の傾向にあり、脳梗塞全体の約3割を占めるまでになっています。

## ■心臓エコー検査

心臓の中に血栓ができているかを調べる検査です。血栓があると、脳梗塞の原因になります。

以上のものが主な検査方法です。これらを行って脳に起きている障害を見極め、その原因が何であるかを診断します。そして、急性期と慢性期の治療をどう行うかを決めて行きます。

## 画像検査の発達が診断と治療を飛躍的に進歩させた

検査のなかでも重要度が高いのが画像診断です。この画像診断の発達により、脳卒中の診断と治療も格段に進歩しました。ここではその画像診断にスポットを当て、現在、どこまでできるようになったのかをそれぞれの検査機器ごとにお話ししたいと思います。

画像診断が始まったのはレントゲンがX線を発見してからです。骨の形が撮影可能になり、今まで外部からは見えなかったものが見えるようになりました。ここから画像診断が始まりました。

その後、20世紀後半になってCT（computed tomography：コンピューター断層撮影法）やMRI（magnetic resonance imaging：磁気共鳴画像）などの脳の中や身体内を画像で見る診断法が飛躍的に発達して、「画像検査」「画像診断」が脳卒中の診断に大きな役割を果たすようになりました。

患者が運ばれて来て脳血管障害が疑われる場合、さまざまな画像検査が行われます。ただ、それぞれに特徴がありますから、それらの特性を見極めながら検査を進めていきます。

ＣＴやＭＲＩはすでにポピュラーな検査方法になっていますから、これを使って脳の中をチェックします。そして、脳卒中の中でも脳出血なのか、脳梗塞なのか、あるいは脳腫瘍などの場合もありますので、そのどれであるかを見つけていきます。

また、それ以外の脳の血管が細くなっていたり、詰まっていたりするのを見つけるには、血管造影やＭＲＡ（magnetic resonance angiography：磁気共鳴血管造影法）、エコーなどが用いられます。

これらの検査方法をそのときの症状に合わせて選択し、検査を実施した後、その他の検査結果も加味して治療方針が決められます。

## 画像検査に欠かせないＣＴとＭＲＩの特徴

脳卒中の検査方法は以前とは違い、ここ20年ぐらいの間に格段に進歩を遂げています。

CT装置

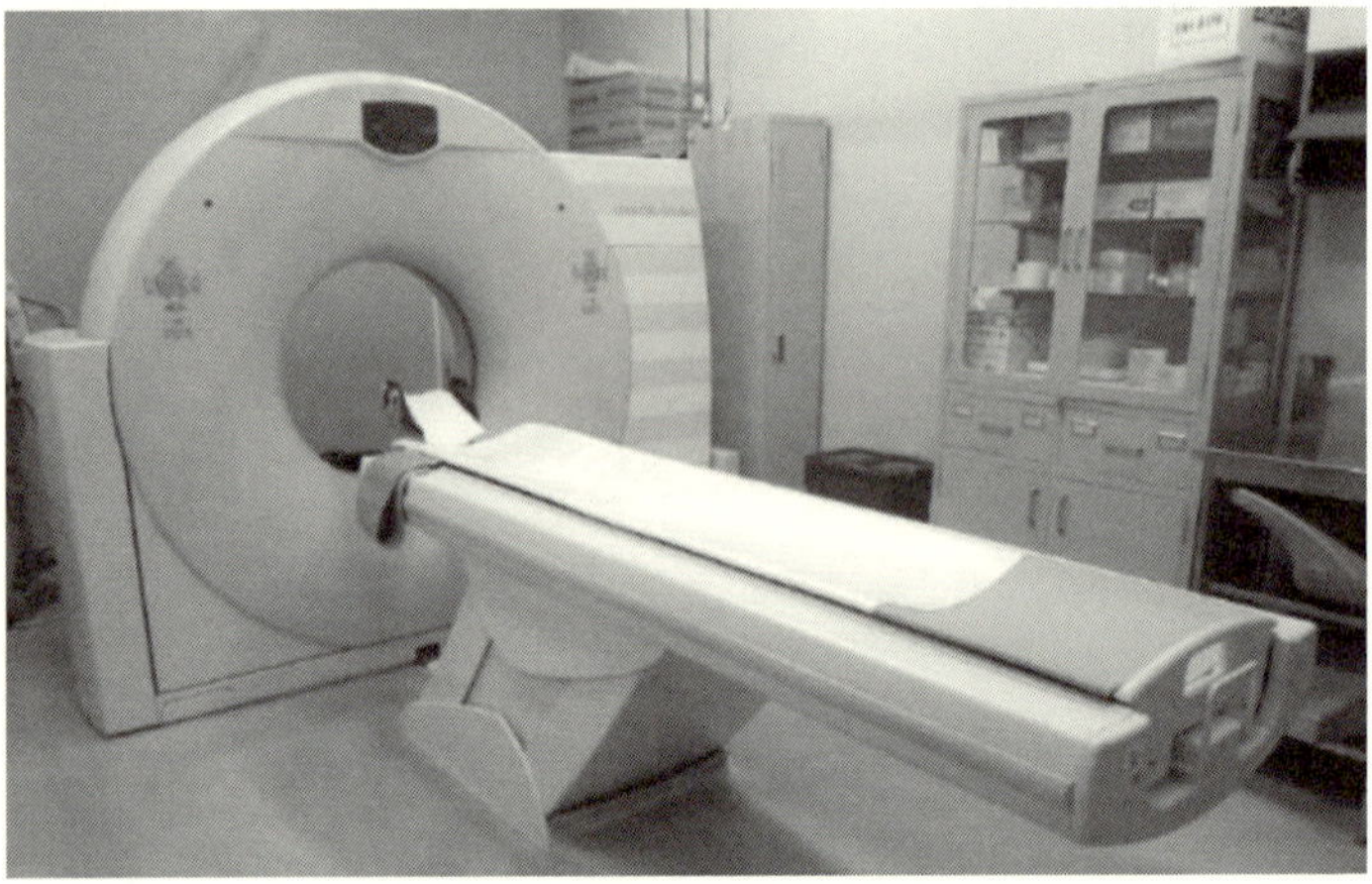

正常CT画像

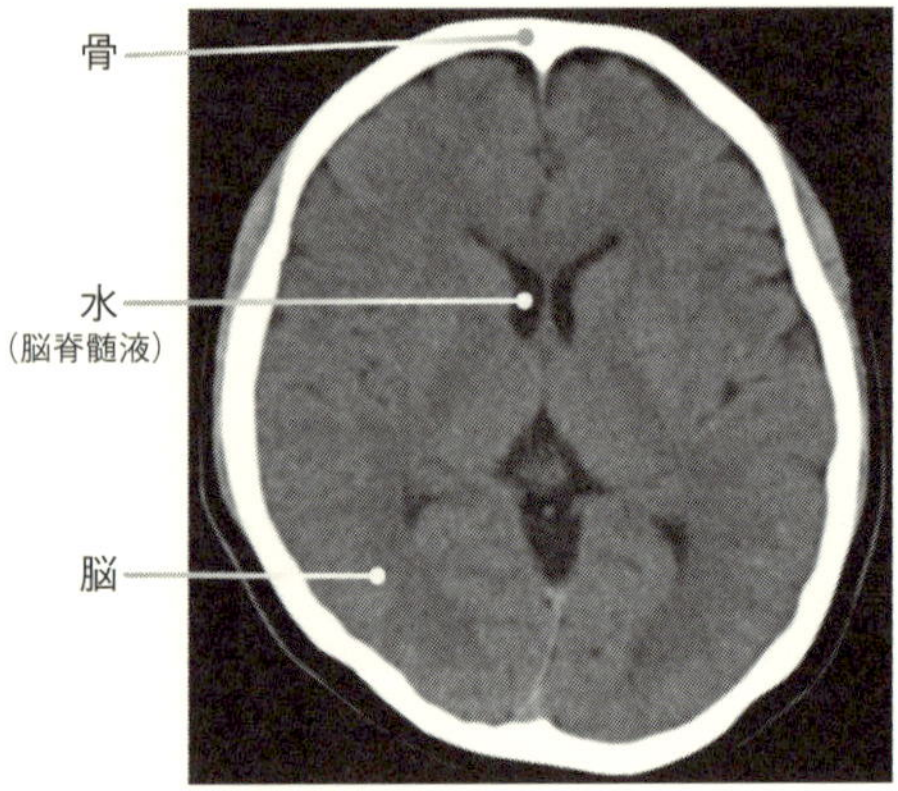

その中心になったのがＣＴです。この検査機器はイギリスの学者が発明しました。

検査を行うときは頭を丸い筒のようなところに入れます。この筒状のものからＸ線が放射され、頭を通過したＸ線をコンピューターが計算して重ね合わせると、頭の中を輪切りにした状態で見ることができます。

ＣＴで見る画像は、骨は白く見え、水は黒く、そして脳はその中間の色でいろいろの濃さで確認できます。

このＣＴ検査でわかるのが出血を伴った病気＝脳出血やクモ膜下出血です。新しい出血があるとＣＴでは白く見えます。この画像は非常にわかりやすく、一般の方が見ても確認できるほどです。

## ●いろいろな撮り方ができるＭＲＩ画像

また、ＭＲＩはＣＴと同じく、コンピューターを使って画像を作りますが、ＣＴがＸ線を使うのに対し、ＭＲＩは磁力を使って脳の中を見ます。

磁力を当てると人間の身体の細胞を作っている分子の並び方に変化が起こります。その変化が脳や水、骨などで違うことを利用してコンピューターで画像を断層写真にします。

さらに、撮り方も検査の条件を変えることでいろいろな写真を撮ることができます。現在、主に使われているのがつぎの4種類です。

**①T1強調画像**

CTと同じように水が黒く、脳が灰色に見えます。

**②T2強調画像**

T1強調画像を白黒反転させたような画像です。

**③フレアー画像**

脳梗塞の病巣がより鮮明に見えるようにした画像です。

**④拡散強調画像**

新しい病巣だけが早い時期から見える特徴があります。

それぞれが違った見え方になるので、調べたいものによって画像を変えて判断します。また、脳を水平に輪切りにするだけでなく、縦方向に輪切りにして見ることもできます。これらの画像を使うことで、いろいろな症状が早期に発見できるようになりましたし、

MRI　T1強調画像

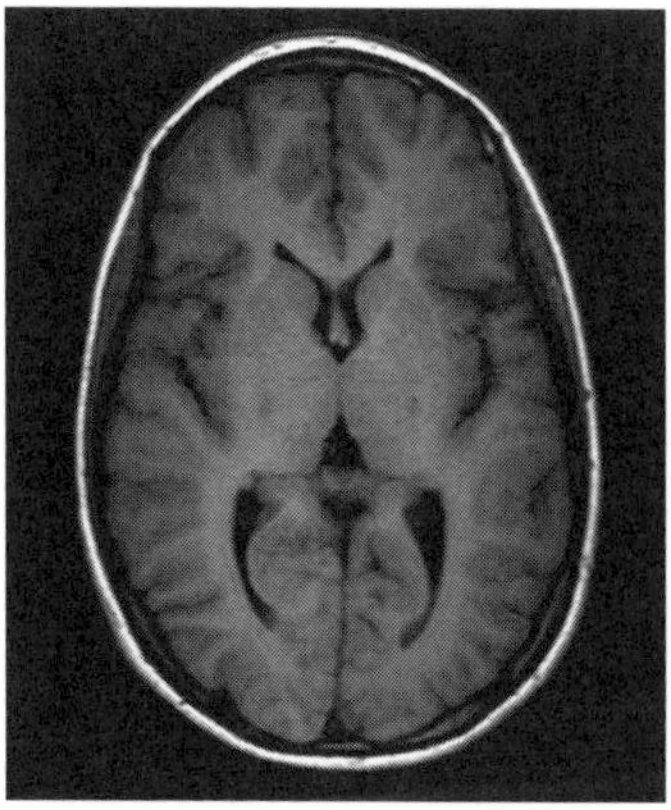

MRI　T2強調画像

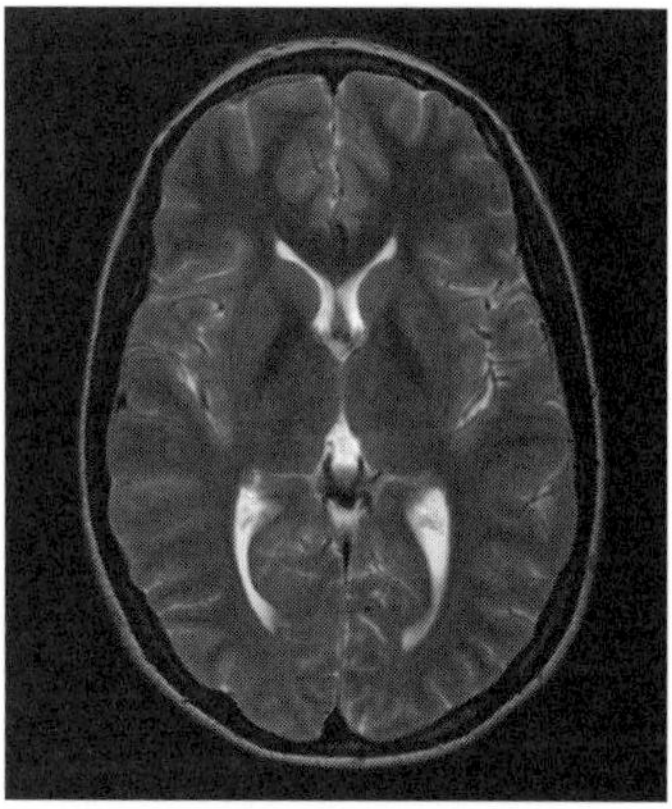

MRI　フレアー画像

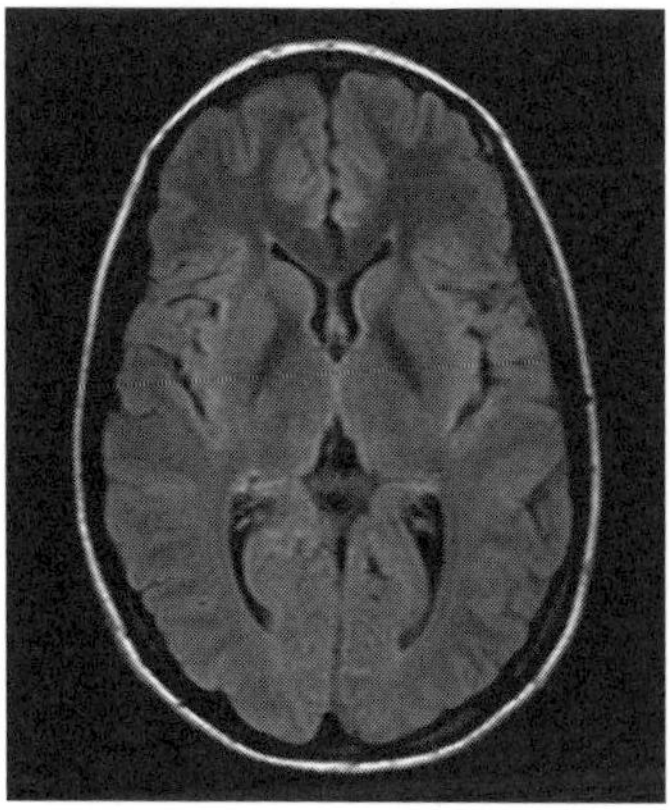

MRI　拡散強調画像

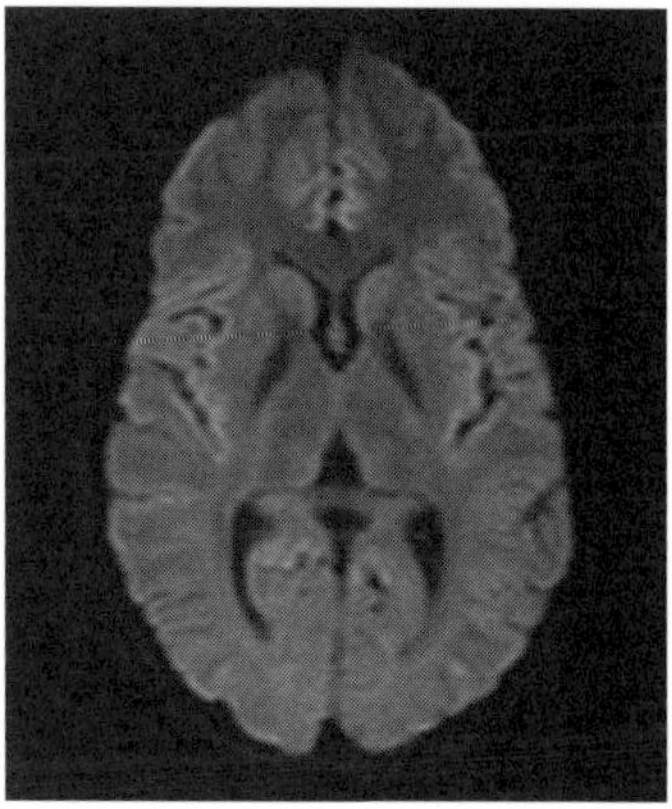

同時に正確な判断もできるようになりました。

例えば、早期発見のメリットとしては、拡張強調画像を使うと新しい病巣が早期に発見できます。それがもし脳梗塞であれば、それ以上、脳梗塞が広がらないように治療することもできますし、再発の予防をする治療も早くから始めることができます。

また、MRIが一般的になったお陰である病気を発見することが可能となりました。それが**「無症候性脳梗塞」**です。これは脳梗塞の症状は無いのに検査で偶然に見つかる脳梗塞です。

脳ドックの普及により、まったく症状が無い人でもMRIの検査を受ける機会が増えました。そのときに発見されるのがこの無症候性脳梗塞です。高齢者の検査ではかなりの頻度で見つかっています。

その理由は高血圧や脂質異常症、糖尿病などの危険因子を持つ人が多くなったためで、そのような危険因子を多く持つ人に見つかる例が多数報告されています。

もちろんそのまま放置しておけば、高い確率で症状の出る脳梗塞に移行しますので、無症候性脳梗塞と診断された人は、危険因子の治療を受けるために早めに専門医に相談し、指示を受けることが大切です。

## ●ＣＴとＭＲＩのメリットとデメリット

画期的な進歩を遂げた画像検査ですが、このＣＴとＭＲＩにもそれぞれにメリットとデメリットがあるので、その中身を確認しておきましょう。

まずＭＲＩについて見てみます。ＣＴと比べてより多くの画像診断ができるようになりましたが、ＭＲＩは非常に強い磁石を使って検査をしているため、検査をする前には必ず金属製のものは取り除かなければいけません。

検査室に金属でできたものを入れてしまうと大きな事故やケガが起きる可能性がありま す。びっくりするような事例では、重さが何キロもある酸素ボンベを検査室に間違って持ち込んだときに、その酸素ボンベが空中を飛んで吸い付いてしまったという話もあります。そのため、外科手術で体内に金属を入れている人や金属製の入れ歯を入れている人なども検査ができないケースも起きてきます。

一番危険なのが心臓にペースメーカーを埋め込んでいる人です。このような人は絶対検査をしてはいけません。最悪の場合は命を落とす結果にもなってしまいます。検査の前には充分に注意する必要があります。

とくに救急車で運ばれてくる意識の無い患者の場合は、本人から問診することができませんから、時間的拘束のなか、慎重に確認作業をしてから検査をする必要があります。

さらに、ＭＲＩは検査時間が長くかかり、専門家がいなければ動かせませんし、24時間いつでも動かせる体制を作り上げるのも簡単ではありません。

逆に、ＣＴであればそこまでの心配はしなくても済み、安全性の点からもＭＲＩよりは手軽にできる検査ではあります。

つぎにＭＲＩがＣＴよりも優れている点をお伝えします。最大の特徴は骨を透過してきれいに脳の奥まで見ることができることです。脳幹や小脳など、骨に囲まれたところにある病変を発見できます。その点、ＣＴはそこまではよく見えません。

また、ＣＴに比べてＭＲＩは小さなところまでクリアに捉えることが可能ですから、脳梗塞がわかりやすくなります。急性期を過ぎた脳出血はＣＴでは脳梗塞と同じように黒く見えて判別が難しいですが、ＭＲＩではきちんと判別できます。

## 血管検査はどのように行うか

画像検査のもう一つの核になるのが血管検査です。これも大事な検査ですので、それぞれの検査器別にその特色と検査内容をご説明します。

### ■MRA

ＭＲＩと同じ機器を使い、脳動脈や頚動脈の血管だけを映し出します。通常、ＭＲＩの検査に続けてＭＲＡの検査を行います。

撮り方はつぎのような原理に基づくものです。血管は常に血液が流れていますから、磁力の影響を受けた物質はすぐに流れて行きます。しかし、血管の周りの組織は流れないで同じところに存続しています。すると、血管の中と組織の間に差ができますので、その原理を利用して血管の中だけを画像にすることが可能になります。

この画像はコンピューター上で立体的に捉えられ、回転させることもできますから、い

MRAによる血管画像

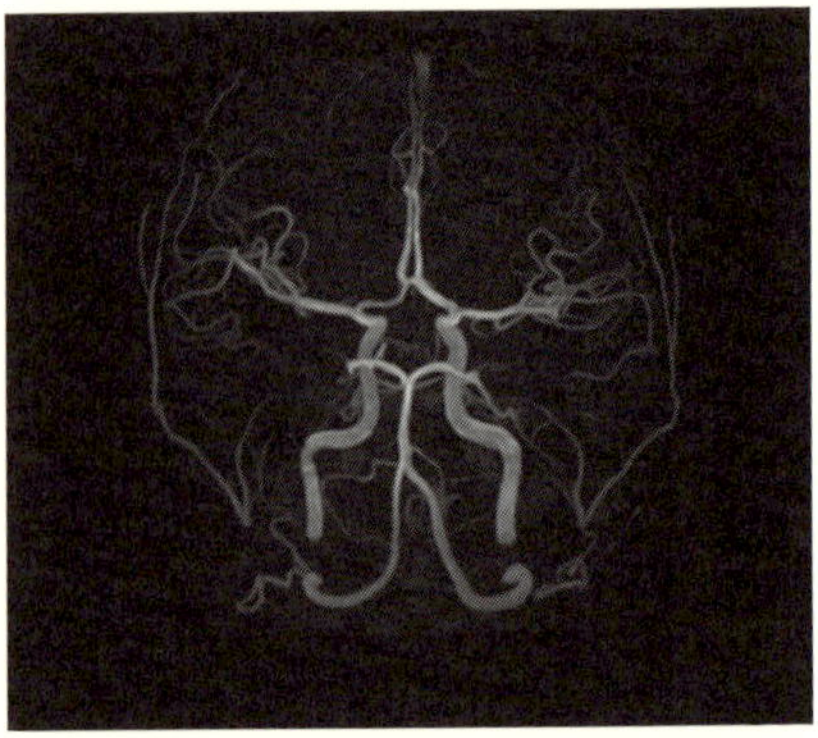

ろいろな角度から見ることができます。また、骨に影響を受けませんから、頭蓋骨の中を通っているさまざまな血管が見られます。

現在では、脳の血管を見る場合にはこの検査が主流になっています。安全ですし、患者に痛みもありません。

この検査でわかることは、太い血管の詰まっているところや狭くなっているところ、あるいはクモ膜下出血の原因になる動脈瘤や血管の奇形などです。

最近では、脳ドックでもＭＲＡが行われています。その結果、動脈瘤が見つかったり、血管が詰まっていることが発見されています。

ただ、性能が良くなったとはいえ、ＭＲＡにも限界がありますので、とくに細い血管が詰まった場合や詰まった血栓（血の塊）などを正確に把握するためには血管造影が欠かせない検査となっています。

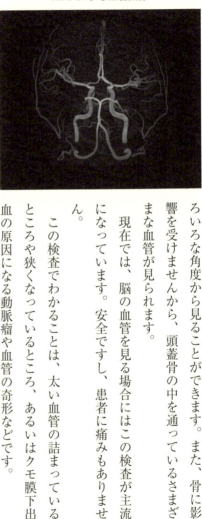

## ■エコー（超音波）

エコーは周波数が高いので人間の耳では聞き取れない音です。このエコーを使って身体の中を調べます。これも簡単にでき、安全で繰り返し実施することができます。

みなさんもお腹の検査や心臓の検査でお馴染みだと思います。とくに頚動脈の検査は脳卒中の疑いのある患者には必須の検査項目です。

エコーを当てる場所別にどのような特徴があるのか、解説していきましょう。

### ＊頚動脈の検査

頚動脈は頚部ＭＲＡでも検査できますが、首のところにある太い血管で、比較的身体の浅いところを通っていますので、エコーでも見やすい血管の一つです。血管の内部の状態が０・１㎜単位で厚さの違いがわかりますので、正確に血管の状態を調べることができます。

なぜ頚動脈の検査をするかと言えば、動脈硬化が起こりやすい場所だからです。そのため、動脈硬化の初期から発見することが可能です。

また、頚動脈を調べることで他の部分の動脈硬化の進み具合が予想でき、心筋梗塞や狭心症など動脈硬化によって起きる病気になる確率もある程度予想できます。

動脈硬化が進んできますと、血管が細くなり、最後には詰まってしまいます。昔の日本人ならば、あまり頸動脈が狭くなる人はいませんでした。その多くは脳の中の血管で起こりましたが、食生活の変化、それは欧米化した食生活ですが、そのため頸動脈の動脈硬化が増加しています。

ただ、動脈硬化が見つかっても薬を飲むことで予防ができますし、必要であれば狭くなったところを広げる手術もできるようになりましたので、この検査によって早期に発見することが重要です。

危険因子である高血圧、脂質異常症、糖尿病などの持病がある人には必須の検査になっています。

**＊血栓が起きやすい場所の検査**

エコー検査ではどうしても頸動脈を中心に考えがちですが、それ以外にも心臓や静脈の検査も重要です。なぜなら、脳梗塞の約5分の1から4分の1は脳以外のところから血栓が流れてきて詰まるからです。

一番多くの血栓が作られるのが心臓です。もし心臓で血栓が見つかったならば、すぐに取り除く治療を受けなければいけません。

では、どこを注意すればいいでしょうか。それは大動脈です。大動脈は心臓から全身に血液を送り出す働きをしている太い血管ですが、動脈硬化が起こりやすい場所とも言われています。

脳の中に血液を送る血管が枝分かれしている手前の大動脈で血栓が剥がれますと、脳の中の血管で血栓が詰まることになります。

さらに、心臓の中に小さな穴が開いている場合がありますが、これも脳梗塞を起こす原因になります。この穴は「卵円孔（らんえんこう）」と言い、生後まもなく閉じる穴ですが10人中、一人か二人ぐらいの人に穴がそのままになっているケースがあります。

もちろん、穴が開いているだけで脳梗塞にはなりませんが、足の静脈に血栓ができるとこれが心臓の卵円孔を通り抜けたときに脳の血管に流れ込み、脳梗塞を起こします。心臓に穴が開いていると、肺に行く前に脳の血管に流れてしまうためです。

それを防ぐために、心臓の中にできる血栓や大動脈の動脈硬化、心臓の中に開いている小さな穴を発見する検査があります。それが**「経食道心エコー」**と呼ばれる検査です。

これは胃カメラを飲む要領で、エコーを出す装置のついた直径1㎝ぐらいの管を飲んで頂いて食道の中まで下ろし、そこから心臓の中や大動脈を検査します。基本は胃カメラを飲む要領と変わりません。

また、何年か前から話題になっているものに**「エコノミークラス症候群」**というのがあります。これは飛行機に乗っていて長時間座ったままでいると足の静脈にできた血栓が肺に流れ、肺の血管が詰まって肺梗塞になることです。

また、災害などが起きたときにも避難しているとき、やはり長時間座っていたり、寝たきりになっていると同じように血栓ができることがわかっています。

足の静脈もエコーで検査ができますから、細い静脈まで検査をするように注意を喚起しています。

## ■らせんCT

同じCTを使った検査でも脳の構造だけではなく、血管や血管の流れを見ることもできます。これを**「らせんCT」**もしくは**「ヘリカルCT」**と呼んでいます。らせんのことを英語でヘリカルと呼んでいるところから名前がついています。

この検査方法は造影剤を注入しながら写真を撮ると頭の中の血管を立体的に撮影することができます。この検査はクモ膜下出血の原因となる脳動脈瘤を見つけるときに使われます。

脳動脈瘤の発見には血管造影が一般的ですが、この方法ではその多くが一方からしか見られないため、他の血管が邪魔になるケースがあります。しかし、らせんCTならばMRAと同じくコンピューター画面上で360度の方向から見ることができますから、邪魔な血管を避けて撮影することが可能です。

## ■血管造影

この検査は脳血管撮影装置を用いて以前から行われていたものです。太腿の足の付け根や腕の太い動脈から細いカテーテルを入れ、頸動脈まで届いたならば造影剤を流し込み撮影します。

確かにこの方法は古くから行われていましたが、最近ではカテーテルの素材や造影剤の品質も向上しています。その結果、血液の塊がカテーテルに絡まないように改良され、副作用も少なくなっています。

脳血管撮影装置

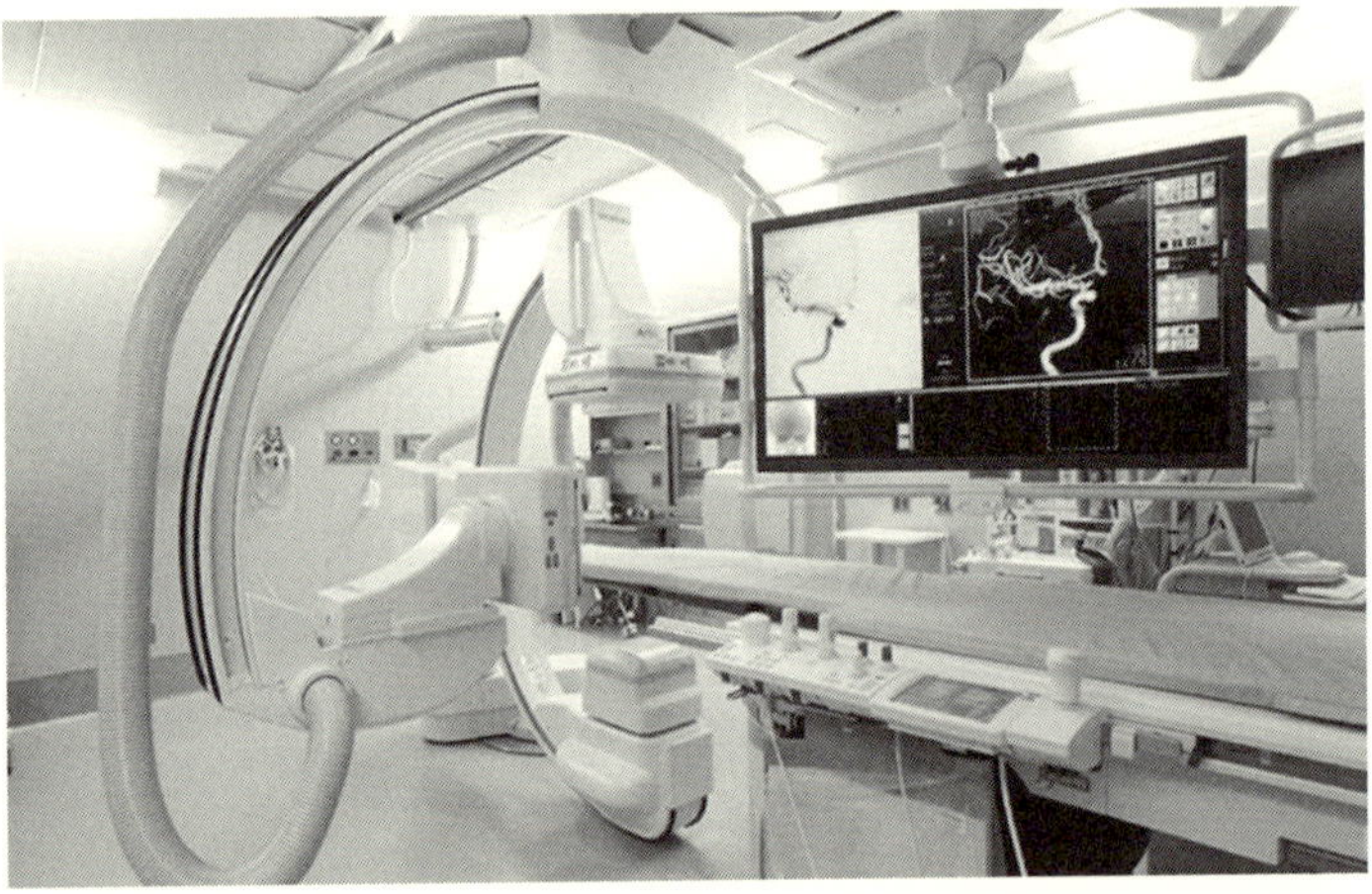

また、画像も以前は胸のレントゲン写真を撮るときと同じ方法でしたが、現在はコンピューターを使って血管が見えやすいように工夫ができるようになりました。最新装置では血管造影でもＭＲＡやらせんＣＴと変わりなく見ることもできるようになっています。

とくにこのＤＳＡ（脳血管撮影）検査は血栓回収術の時の主役です。この検査を治療に応用したのが脳血管内治療であり、なくてはならないものです。

## 治療にはどんな種類があるか

検査のつぎは治療法についてお話します。脳卒中にもいろいろな種類があり、病気の種類や症状によって治療法も変わってきますので、代表的なものをご紹介します。

また、急性期の脳梗塞の治療法については第二章で詳しく説明しましたので、ここでは確認の意味で触れておく程度にしておきます。

それではどのような治療法があるか、見て行きましょう。

### ■脳出血の場合

脳出血の最大の原因は高血圧です。長い間、高血圧のまま放置しておくと脳の血管に負担がかかり、細い血管から破れて脳内に血液があふれ出てしまいます。

治療は最初の数日が重要になります。入院したあとはベッドで安静を保ち、高血圧の治療を行います。血圧を下げないと出血が止まらないからです。脳が腫れている場合には、脳の腫れをとる薬を使います。

最近では血栓予防の薬を飲んでいる患者が増えています。抗血栓薬は脳出血を起こしやすくするリスクがありますので、常用している患者はとくに注意が必要です。

また、出血が多く、それが脳を圧迫して命にかかわるような場合には手術によって血の塊を取り除く治療法もあります。

ただ、脳出血の症状を完全に手術だけで治すことはできません。血管からあふれ出た血液によって圧迫され、できた傷は手術で血液を取っても残るからです。ときには手術が難しい場所での出血もありますから、状況によって最善の治療法を選択することが大事です。

## ■脳梗塞の場合

現在、注目を浴びているのが第二章でもお話したｔ‐ＰＡ静注療法と脳血管内治療による血栓回収術を組み合わせた治療法です。

発症から早い時間内にこの治療法を受けられれば、かなりの確率で症状がほとんど無くなるまで回復できるようになっています。

それ以外には、**抗血栓療法**というのがあります。これは血栓の発症を抑える治療です。大きく分類すると三つになります。

**①抗血小板療法**

血小板の働きを抑制して血栓をできないようにします。主に動脈血栓症に対して使われます。例えば、脳梗塞や心筋梗塞、末梢動脈血栓症などです。

有名な薬としては、アスピリン、クロピドグレル、シロスタゾールなどがあります。

**②抗凝固療法**

凝固の働きを抑制する治療法です。この方法は主に静脈血栓症に用いられます。肺塞栓や深部静脈血栓症などです。

また、心房細動から起きる心原性脳梗塞の発症予防にも使われます。有名な薬では、古くからはワーファリンがあります。最近では定期的検査のいらないノアックがあります。

**③線溶療法**

すでに出来て詰まっている血栓を溶かす治療法です。ウロキナーゼやｔ‐ＰＡがこの中に入ります。

この三つの治療法はそれぞれに目的が異なります。きちんと区別して治療法を選択する必要があります。

## 脳動脈瘤・クモ膜下出血とは?

脳動脈瘤は脳の動脈の一部が膨れて動脈瘤、いわゆる瘤（コブ）ができた状態を言います。この瘤は通常、脳の底にある大きな血管の分岐部、枝分かれしているところが血流に押され、膨らんで作られます。場合によっては、血管が枝分かれしていないところにできるケースもあります。

脳動脈瘤の原因は明らかにはなっていませんが、動脈の壁に先天的に弱い部分があり、そこが時間をかけて瘤のように膨らんでいくと考えられています。

最近では脳ドックの普及により、無症状の動脈瘤が見つかることも多くなっています。脳ドックを定期的に受けられることで脳動脈瘤を早く見つけることができますので、中年以降になられた方は進んで脳ドックを受けられることをお薦めします。

ただ、脳動脈瘤は大きくなっても必ず破裂するとは限りません。しかし、放っておけば確実に大きくなって破裂する（これがクモ膜下出血と言われるものです）確率は高くなります。とくによくできる部位は、ウィリス動脈瘤と呼ばれる脳底部にある太い血管です。

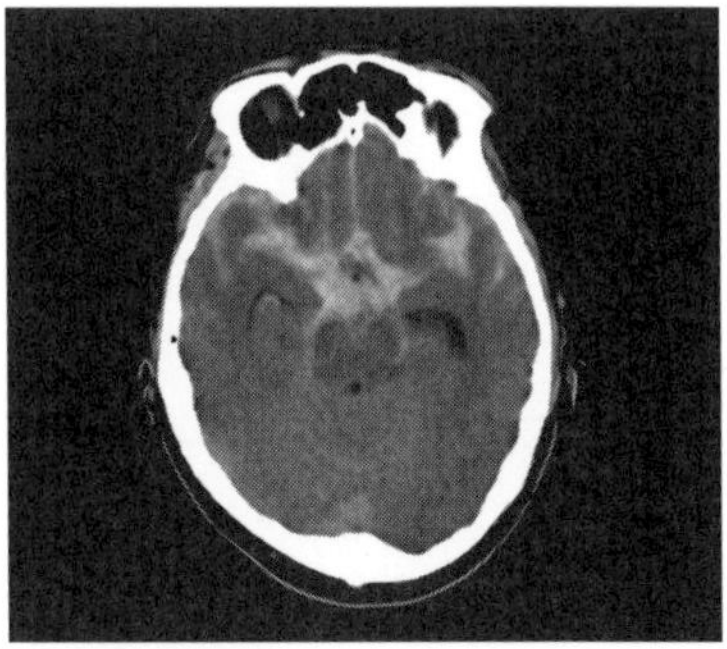
くも膜下出血CT画像

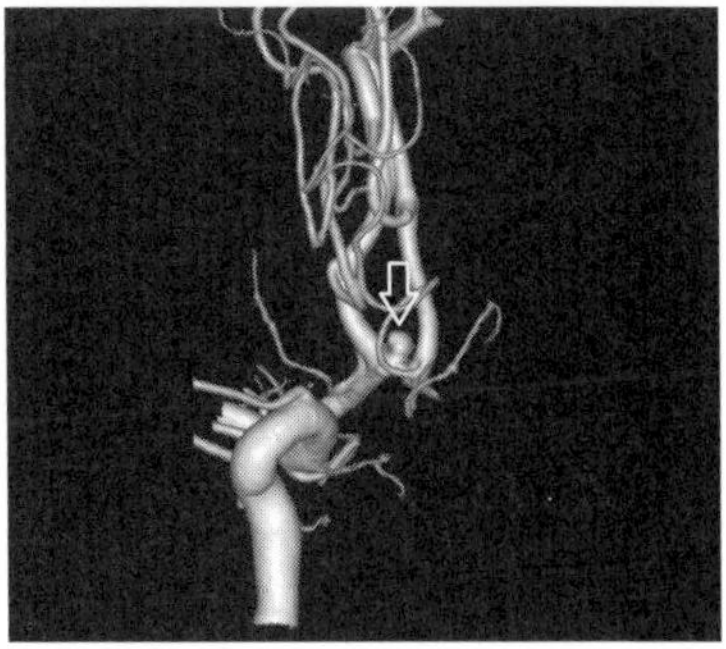
動脈瘤3D-DSA画像

脳動脈瘤自体は無症状の場合がほとんどですが、破裂してクモ膜下出血を起こしますと激しい頭痛や首の後ろの痛みを伴います。

一度、クモ膜下出血が起こると3人に1人の方が亡くなります。社会復帰が可能になる方は3人に1人です。また、助かった場合でも、3人に1人は重い後遺症が残ることがありますので、現代でも非常に難しい病気の一つです。

## ●クモ膜下出血の治療結果が良くない理由は？

ではなぜ、クモ膜下出血の治療成績はあまり向上しないのでしょうか。その理由はクモ膜下出血を起こしたときの出血の程度によって回復の度合が大きく変わってしまうからです。

クモ膜下出血がひどく、発症時から意識の状態が悪い患者は、その後、治療を受けても結果はあまり良くありません。

逆に、意識に問題はなく、患者自身が多少の違和感を感じて受診し、発見された場合にすぐに適切な治療を受けられた場合には、全体の90％はその後の生活に支障のない程度に回復されています。

クモ膜下出血の治療結果は、すでに患者が病院に来る前にそのほとんどが決まっているケースが多いです。このような状況があるため、対策としては、脳動脈瘤が破裂する前に見つけ、予防につなげようという取り組みが世界的に見ても一般的な流れになっています。

治療は脳動脈瘤の場合でもクモ膜下出血の場合でも、開頭術（クリッピング術）と脳血管内治療の二つがあります。これについてはつぎの項目で詳しく説明します。

## 治療法の主流は二種類

脳動脈瘤・クモ膜下出血の治療法は大きく分けて二種類があります。一つが「**クリッピング術**」、もう一つが「**コイル塞栓術**」です。

両方とも動脈瘤を閉塞して動脈瘤ができた血管（親血管）の血流を保つ治療法で、動脈瘤ができる前の血管の状態に戻すことを目的として行われます。

ただ、クリッピング術や、コイル塞栓術の治療が困難な動脈瘤があります。

このようなケースでは、動脈瘤の前後をクリップで挟み、親血管の血流を止める処置をします。このようにすれば膨らんだ瘤に血液が流れ込まないので破れることを防ぐことが可能になります。この治療法を「**トラッピング術**」と呼んでいます。

クリッピング術

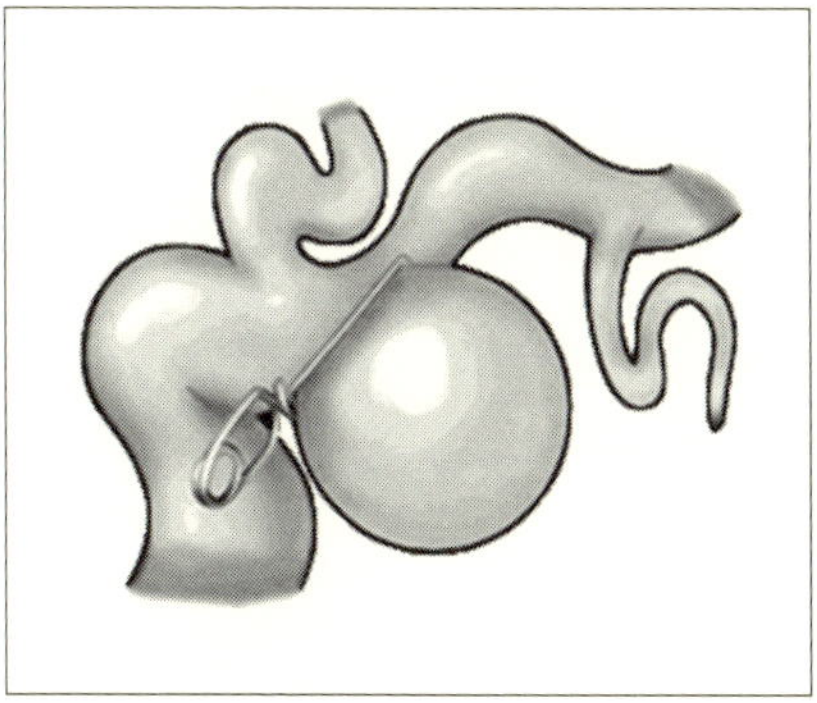

コイル塞栓術

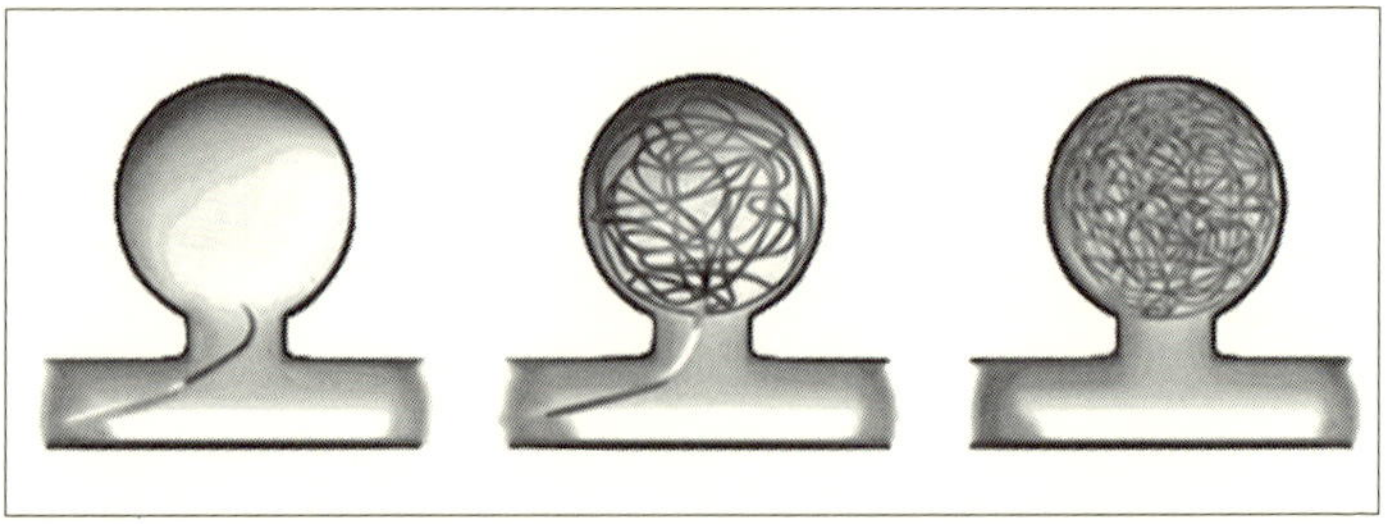

## ●それぞれの治療法の長所と短所

それではここでそれぞれの治療法の長所と短所を述べておきます。どれを選択するかはそのときの患者の状態をよく調べて決定します。

### ＊クリッピング術

三つのなかでは最も古くから行われている治療法ですので、その後の治療成績が長期的に明らかにされている長所があります。

ただ、そうは言っても、開頭手術をしないといけませんから、患者の負担は決して軽くはなく、術者の経験や技術が要求される治療法です。

### ＊コイル塞栓術

最近になって急速に進歩してきた治療法です。動脈瘤の中にコイルを詰めて内部を血栓化させる方法です。

　長所は開頭手術をしなくて済むことですが、長期的な治療成績がまだ明らかではなく、内部が血栓化して安定するまで時間がかかるのが短所です。

　さらに、入り口が広くなっている動脈瘤や大きなものだと治療がしにくいとも言われます。そこで、この頃ではステントという金属でできた筒状のものを使い、入り口が広い血管の場合でも塞栓術ができるようになりました。今後はこの治療法が適応するケースが増えてくると考えられます。

## ＊トラッピング術

トラッピング術

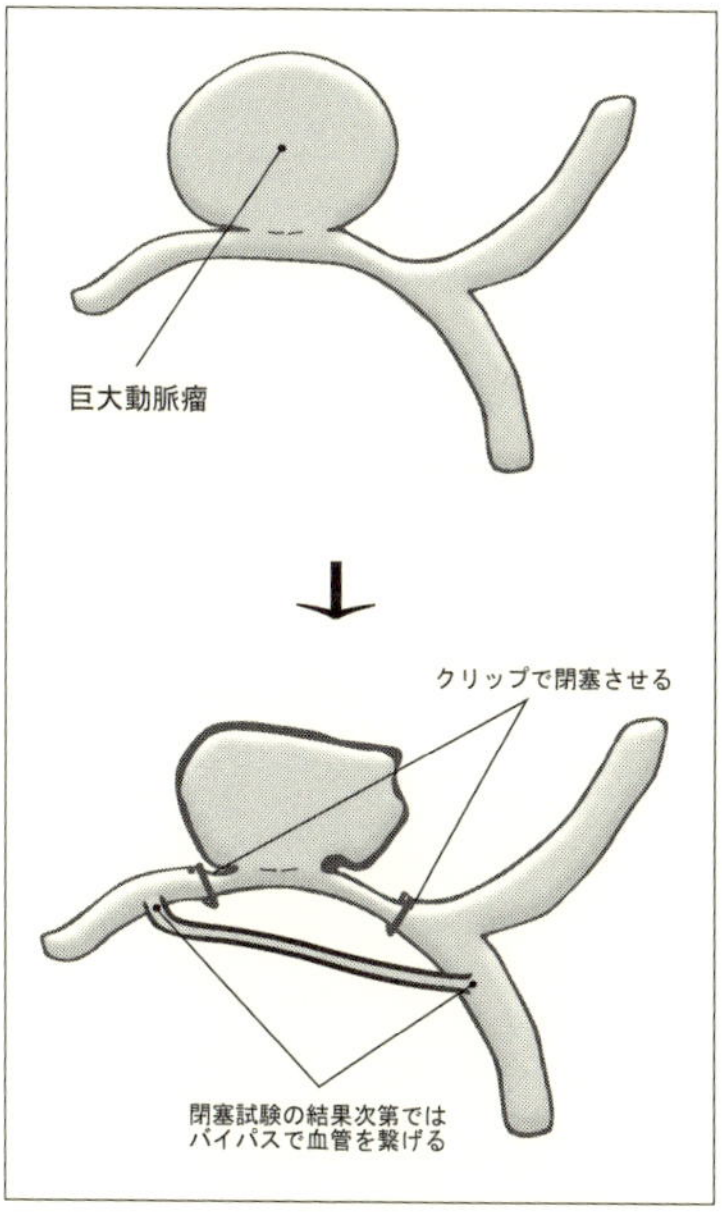
巨大動脈瘤
クリップで閉塞させる
閉塞試験の結果次第では
バイパスで血管を繋げる

　トラッピング術は動脈瘤の前後をクリップして親血管の血流を止める方法ですが、実施する前に閉塞しても症状が現れないかを確認する必要があります。その方法はカテーテルの先にバルーンがついたバルーンカテーテルを使って親血管を閉塞しても安全かを調べます。

一定時間、血液を止めても症状が出ないときには安全と判断し、動脈瘤の両端を閉塞します。もし、血流を止めたときに症状が現れる場合は、バルーンをしぼませて親血管が栄養を運んでいる部位にバイパスを作り、その後、トラッピング術をします。バイパスに充分な血液が流れていることを確認した後、動脈瘤の前後をクリップして閉塞します。

また、親血管を動脈瘤の前の部分だけを閉塞して、動脈瘤が自然に固まって詰まるのを待つ治療法もあります。

## 未破裂脳動脈瘤が見つかった場合はどうするか

治療法は先ほどお話した二つの方法がありますが、まだ破裂していない動脈瘤が見つかった場合、どのような判断をすればいいのでしょうか。

破裂してしまえばクモ膜下出血を起こしますが、だからと言って、すぐに治療を始めるかどうか、その判断が求められます。

そこで問題になるのが、脳動脈瘤が破裂する確率です。どのくらいの大きさになると破裂するのか、それがわかればすぐに外科的手術をしなくても高血圧などの危険因子に注意しながら経過観察をすることができます。

しかし、残念ながら、はっきりとした確率はわかっていません。個々で動脈瘤の形も違っていますし、その危険度も異なるからです。

そこで、今までの研究・統計結果からおおよその破裂する確率を出して参考にしています。日本脳神経外科学会の調査では、6646例を基にして分析した結果、年間出血率が0・64％、つまり脳動脈瘤を持った人でまだ破裂していない人が一年間にクモ膜下出血を起こす確率が0・64％です。

わかりやすく言うと、1000人中、6・4人がクモ膜下出血を起こすことになります。これを5㎜以上の瘤に限定すると、年間に1・1％の人が起こすと報告されています。やはり瘤が大きくなるほど危険率が高くなることは間違いありません。

ただ、脳動脈瘤のなかでも脳を包んでいる膜（硬膜）の中にある場合はクモ膜下出血を起こしますが、硬膜の外にある場合はクモ膜下出血を起こす確率は動脈瘤が大きくならない限り（25㎜以上）、高くないと考えてもいいでしょう。

このような条件をいろいろと検討した結果、どのような治療を選択するのかを決定します。

すぐに外科的治療を受けない場合でも、後になって手術を受けることもできますので、それまでは定期的に検査を続けることが大切です。

## 外科的治療の対象になる脳動脈瘤の基準は?

ではとくに大きな症状は無くても、すぐに外科的手術をしたほうがいい場合とはどのような状況のときでしょうか。

この基準になるものが日本脳ドック学会のガイドラインで示してありますので、書いておきます。つぎの三つになります。

1　脳動脈瘤の最大径が５㎜以上

2　年齢がだいたい70歳以下

## 3　その他の条件が手術の妨げにならない

以上のような条件を満たす場合、手術による治療が勧められるとされます。また、その他の条件というのは、患者の全身の状態が悪い場合で手術に耐えられないケースを想定しています。

また、動脈瘤がとくに大きく、10㎜以上の場合は治療をしたほうがいいとされます。これは大きくなるほど破裂の確率が高くなることによるものです。

ただし、動脈瘤が小さい場合、3～4㎜であっても。または70歳以上の患者であっても、その形や出来ている場所によっては手術が必要なケースもあり、個々に判断することになっています。

その基準もまた先ほどのガイドラインで示されています。治療方針を決める因子はつぎのようなものです。

**＊患者の状態**

年齢、他の脳動脈瘤によるクモ膜下出血や脳梗塞の既住、合併症の有無

**＊脳動脈瘤**

大きさ、部位、形、多発性かどうか

**＊治療チーム**

術者の経験や治療成績、コイル塞栓術、クリッピング術との使い分け

同じ大きさの脳動脈瘤でも、出来る場所によって破裂をする確率が違います。破裂がしやすい部位としては、椎骨脳底動脈や内頚動脈の後交通動脈分岐部に出来た動脈瘤などが挙げられています。これは二〇〇三年に国際共同研究（ＩＳＵＩＡ）から発表されています。

どちらにしても、脳動脈瘤がどの部位にでき、大きさはどれくらいか、破裂しやすい形になっていないかなどを総合的に判断して治療方針を決めて行きます。

もちろん、外科的治療効果が高いのは破裂しやすい脳動脈瘤ですから、医師とよく話し合って手術をいつするかを判断して下さい。

## 脳動静脈奇形の場合

脳動脈奇形とは脳の中で動脈と静脈が毛細血管を通さずに直接、つながっている状態です。赤ちゃんが胎児の時期に血管は動脈や静脈、毛細血管に分かれますが、それが正しく分かれないで発生する先天性の異常です。遺伝はしません。

その結果、動脈と静脈が直接つながっているために、その部分の血管は血液がとても早く流れます。同時に正常な血管よりも壁が薄いので破れやすい特徴があります。一度、破裂すると脳出血やクモ膜下出血を起こします。

発見されるケースはいろいろです。破裂後、その存在がわかる場合もありますが、破裂しなくてもけいれんや麻痺などの症状で見つかることもありますし、脳ドックなどの検査で発見される場合もあります。

発生する部位はとくに決まっていませんが、80％から85％が大脳で発生し、片方の大脳半球の脳表部に偏在がよく見られます。

発生年齢は20代から40代が多く、２対１の割合で男性のほうが女性より多いという統計が出ています。

この状態を放置しておくと、年に2～3％ぐらいの確率で出血すると考えられています。

残念ながら、その予測をすることは不可能です。

しかし、長い間、放置しておけば出血する可能性が高くなることは予測ができますから、どこかの段階で治療を受けることが必要だと思います。

治療方法としては、開頭による脳動静脈奇形摘出術、血管内治療（塞栓術）、ガンマナイフ（集中放射線療法）があります。血管内治療だけで治癒が見込める割合は全体の10％ぐらいですから、その多くは開頭手術やガンマナイフによる治療が行われます。

病巣の形や大きさによっては、開頭手術とガンマナイフの両方を組み合わせて治療することもあります。

## 頚動脈ステント留置術について

長年、高血圧や脂質異常症、糖尿病などの生活習慣病や喫煙を続けていると、動脈硬化が全身に起こって動脈が狭窄を起こしやすくなってきます。

そのなかでも脳梗塞を起こす原因になりやすいのが頸動脈の狭窄です。ここは動脈硬化が起こりやすく、狭窄が起きるとここにできた血栓やプラークが剥がれて血液中に流れ、それが脳の血管内に入って脳梗塞を起こします。

このような血栓やプラークを発見するためには頸動脈をエコーで検査するとわかります。ただ、発見したとしても必ず外科的治療が必要とは限りませんが、内科的治療（抗血小板薬の服用）や生活習慣の改善が見られない場合、外科的治療が必要になってきます。

現在までの研究結果では、脳梗塞を起こした内頸動脈狭窄症や検査で発見されたものに関わらず、狭窄率が60％以上のときは、内科的治療と外科的治療（頸動脈内膜剥離術）を併用したほうが再発を防ぎやすいことがわかっています。

**頸動脈ステント留置術**

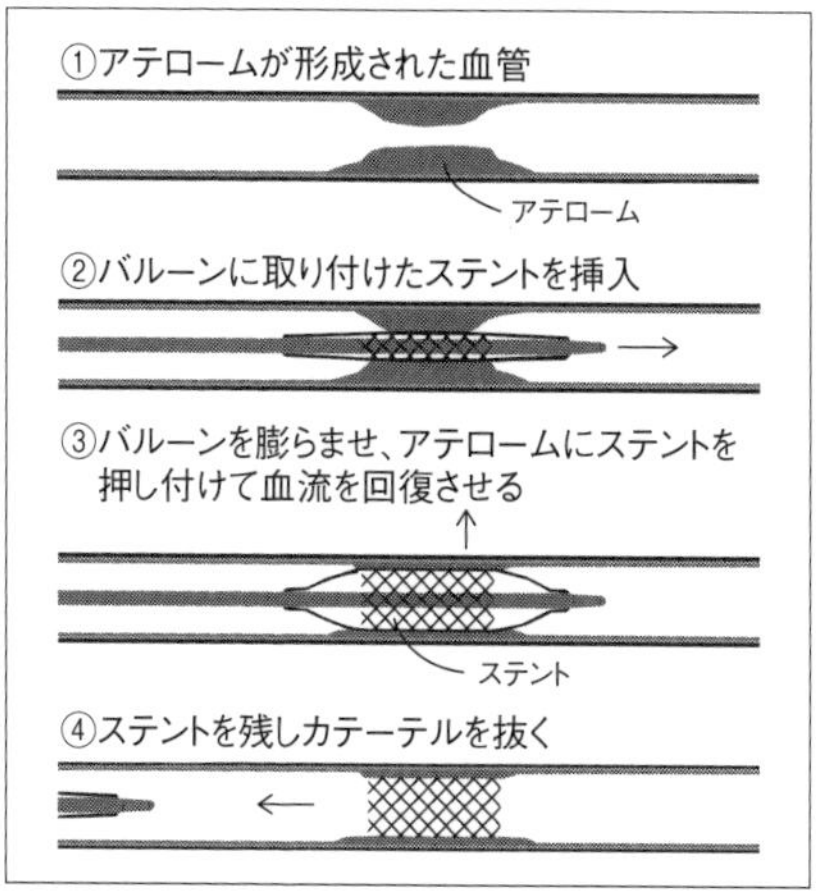
①アテロームが形成された血管
アテローム
②バルーンに取り付けたステントを挿入
③バルーンを膨らませ、アテロームにステントを押し付けて血流を回復させる
ステント
④ステントを残しカテーテルを抜く

ステントは拡張することができる網目状の小さな金属製の筒です。

ただ、頸動脈内膜剥離術には全身麻酔が欠かせませんので、高齢者の場合や心臓病を患っている患者には負担が大きいとされ、さらに、頸動脈の狭窄が手術を行いにくい部位や一度、手術した患者が再度、狭窄を起こした場合にはリスクが非常に高くなります。

そこで、新たに開発されたのが心筋梗塞のときに使われているカテーテルを用いる方法です。バルーンのついたカテーテルを入れて膨らませ、狭くなった部分を広げ、そこにステントという金属でできた網目状の筒を入れて頸動脈を広げる治療法（頸動脈ステント留置術＝ＣＡＳ）です。

この治療法の成績が非常に良かったため、また患者にも負担が少ないために急速に普及しています。

アメリカの研究結果でも、頸動脈内膜剥離術を行うのは危険が伴う患者にＣＡＳを行ったケースでも、治療成績は頸動脈内膜剥離術に劣らないという結果が出たため、日本でも二〇〇八年の四月からＣＡＳの保険適用が認められています。

実際の治療は局所麻酔で実施され、足の付け根からカテーテルを入れてこの管の中を通してワイヤーを入れ、狭窄している部分に誘導します。

ワイヤーの先にはフィルター（穴が開いている傘のようなものです）がついていて、これを狭窄している部分より脳に近いところにセットします。このフィルターはステントを広げたときに血管の壁からプラークなどが脳内に飛び散るのを防ぎます。

つぎにカテーテルの中を通してバルーンを狭窄した部分に誘導し、バルーンを膨らませます。そして、この広がった部分にステントが入ったカテーテルを誘導し、そこで筒を開きます。

最後にフィルターを閉じて体外に引き抜き、足の付け根から入れていた管を抜いてすべてが終了します。

治療はだいたい1～2時間程度。治療後、数時間、安静にしていれば、その後は食事や歩行もできるようになります。問題が起きなければ、3日から1週間で退院することが可能です。

# 第四章

# 脳卒中の予防と再発の防ぎ方

## 脳卒中の予防は最善の対策を知ること

何と言っても、脳卒中の予防は最善の対策を知ることから始まります。相手の中身を正しく知らなければ対策も立てようがありません。そこが脳卒中予防の出発点になります。

残念ながら、脳卒中を引き起こしやすい病気について、正確に理解している人は多いとは言えません。具体的な症状を知っている人も以前よりは増えたとはいえ、まだまだ充分ではありません。

とくにこの本で私がお話したい急性期脳梗塞治療については、これからの普及が急がれる状況です。

脳卒中は「がん」や「心臓病」以上に高齢者に多い病気です。日本では現在、もの凄い勢いで高齢化が進んでいます。今のまま、充分な予防対策がとられないと患者の数が二〇二五年には約３００万人に達すると言われています。

しかし、予防対策がきちんととられれば、その数を防げるだけでなく、逆に今の患者数よりも減らすことが出来ます。

ここではその状況を少しでも解決するために、脳卒中予防の最新の知識をお知らせしたいと思います。

第一にお知らせしたいのは脳卒中予備軍と言われる人たちが自分の状態を正しく知り、脳卒中を発症しないように生活改善をする、そして、治療をきちんと受けることです。

また予備軍になっていない人でも、少しでもその可能性がある人は同様にこれからお話することを守ることで予備軍にならなくて済みます。

それでは脳卒中にならないための予防法をお知らせします。

## ■高血圧にならない

脳卒中のなかでも最大の危険因子です。血圧値と脳梗塞の発症率の関連性を比べたデータを見てみると、明らかに男女ともに血圧値が高くなればなるほど、発症率が急激に高くなっています。

また、血圧値と脳出血の発症率との関係では、さらにその確率は極端なほど高くなっています。

従って、血圧が高い人は血圧を正常値に戻すことが最大の危険因子を減らすことになり

**血圧レベル別にみた脳梗塞発症率**

血圧別の脳卒中を起こす確立（対 1,000人・年）

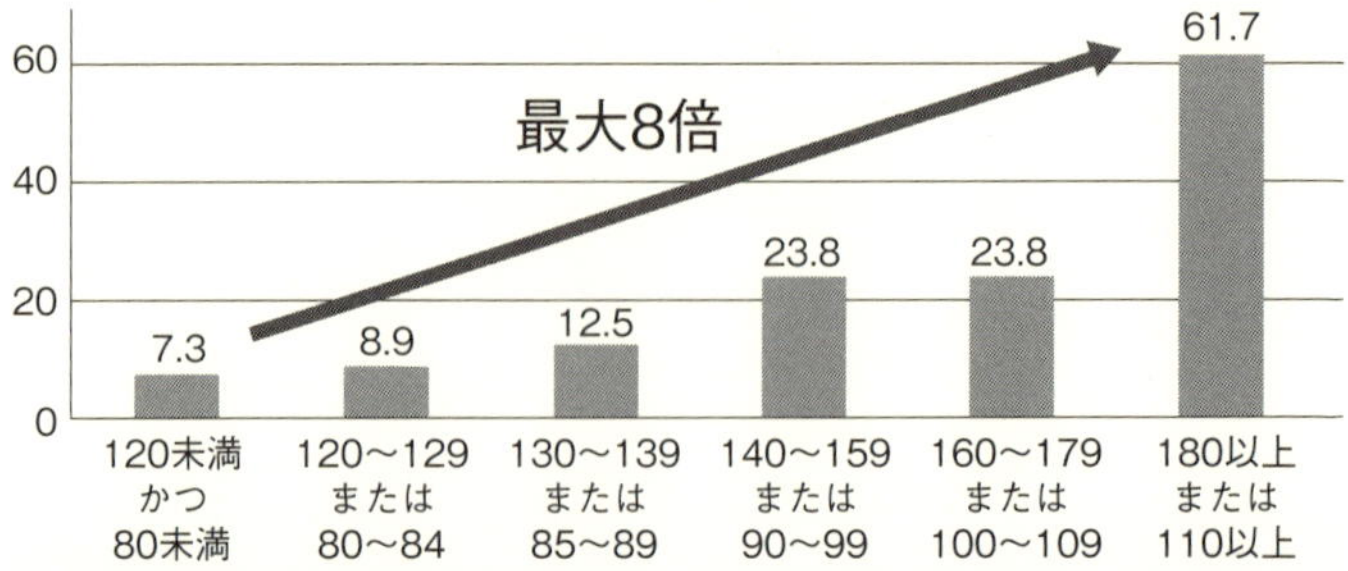


## 血圧は130/85mmHg未満に保ちましょう

ます。

方法は食生活を見直し、塩分摂取を控えること。ご自分でわからなければ栄養士などに食生活を診てもらい、アドバイスを受けるといいでしょう。そして、適度な運動も取り入れて下さい。

また、最近は薬物療法が非常に進歩していますので、ほとんどの高血圧は治療が可能になりました。参考までに、収縮期血圧が10〜20㎜Hg下がると脳卒中の発症率が50％減ることがわかっています。

## ■糖尿病にならない

統計的に糖尿病の人は脳梗塞の発症率が高いことがわかっています。糖尿病は動脈硬化の原因になりますから、発症していない人は発症しないように注意すること。発症してしまった人はそれ以上、悪化しないようにすることが大切です。

糖尿病にならないためには食事や運動で調節します。それでも重症化しそうであれば、薬物による治療が欠かせません。

血糖のコントロールの目安になるのがＨｂＡ１Ｃ（ヘモグロビンエーワンシー）です。この値を１％低くさせられれば、脳卒中、なかでも脳梗塞が多いですが、その発症率を12％下げることが可能だとされています。

ＨｂＡ１Ｃは赤血球中にあるヘモグロビンに糖がついた状態で、検査をする前の１～３か月間の血糖値を反映します。正常値は国際基準で６・２％以下、６・５％以上は糖尿病と言われます。

糖尿病と脳梗塞の発症率との関係を調べた研究（久山町研究）では、年間、１０００人に対しての割合が糖尿病の無い人は２％程度、糖尿病の持病がある人は６％以上との結果が出ています。

## ■脂質異常症にならない

つぎに重要なのがいわゆるコレステロールが高い人、とくに悪玉コレステロールと言われるＬＤＬコレステロールが高い人や逆にＨＤＬコレステロール、善玉コレステロールが低い人は動脈硬化になりやすく、脳梗塞＝アテローム血栓性梗塞になりやすいリスクが増加します。

これも高血圧や糖尿病と同じく、食事や生活習慣を変えることで正常値を保つようにしなければいけません。それでも数値が改善しない場合は、薬物療法を取り入れて正常値を保つようにして下さい。

## ■心疾患に注意する（不整脈・心房細動など）

心疾患のなかでもとくに注意が必要なのが不整脈の一種の心房細動です。この持病があると心臓の中で血液が固まりやすくなり、これが心原性脳塞栓症の原因になります。

65歳以上の高齢者の5〜10％が心房細動を持っていると言われていますから、自分がその年齢に達したならば一度、検査をされることをお勧めします。

なぜなら、心房細動は自覚症状のない事が多く、そのまま知らずに放置されている場合が多いからです。

対策としては、65歳以上で心房細動の持病がある方には、血栓形成抑制薬の使用を推奨しています。主に用いられている薬は、ワーファリンとかノアックと呼ばれる抗凝固薬があります。

なかでも脳卒中の既住があり、高血圧や心疾患、その他の危険因子が合併している人はとくに脳卒中の発生率が高くなっていますので、抗凝固薬の服用が勧められています。

ただ、予防効果はかなり高くなるのですが、出血性の合併症を起こしやすくなる短所もありますので、充分に担当医と相談なさって服用されて下さい。

## 生活習慣、食生活はどう改善すればいいか

最近では薬の効能も上がって来ましたので、薬物治療による治療成績も高くなっています。しかし、基本は日頃の生活習慣、食生活の改善で脳卒中を防ぐ努力が大切です。薬を服用しているからと食生活を変えず、相変わらず無謀な飲食をしている人も多く見られま

す。これではせっかくの薬物治療も台無しになってしまいます。

そこで、ここでは私たちが陥りやすい生活習慣や食生活の改善点をお知らせしたいと思います。

まず生活習慣について見てみましょう。規則正しい生活が大事ですが、それ以外にも脳卒中の原因となる危険因子を作るものがいくつかあります。

それでは個々に見て行きます。

**■肥満**

肥満は病気ではありませんが、高血圧や脂質異常症の原因となり、それが元で動脈硬化を引き起こす一番の要因となります。

中年以降になるとどうしても代謝が落ちてきて太りがちになりますが、理想体重に近づく努力を続けることが大切です。

**■運動不足**

働くようになると定期的に身体を動かす機会が減って来ますが、それでも時間を作って運動を心がけるようにして下さい。

運動不足は高血圧や脂質異常症、糖尿病などの原因にもなります。また、肥満の原因にもなりますので、体重管理とともに注意が必要です。

とくに激しい運動をする必要はありませんが、出来る範囲内でのウォーキング、ジョギング、水泳などを継続して行うことが重要です。有酸素運動をすることで、肥満を防ぐことが出来ます。

## ■喫煙・飲み過ぎ

これについては今までにも言われていることですが、若いときはそれほど気にならなくても、中年になるとその影響がだんだんと出てきます。

とくに喫煙については、なかなか止められない人が多いですが、どうしても自分で禁煙が出来ない人は禁煙外来などを受診し、出来るだけ早く止められる手段を講じて下さい。

すでに高血圧や脂質異常症、糖尿病などの既往症がある人は、さらに努力が必要です。

## ■過労・ストレス・睡眠不足

これも以前から言われていることですが、やはりこれらの要素が続いたり、重なったりすると脳卒中の原因になります。

仕事の関係もあるでしょうが、可能な限り、休養と睡眠をとり、ときどきはリフレッシュできる自分の好きなことをして精神と肉体の安定を図ることが重要です。

その他の注意点としては、高齢になると脱水に注意を払う必要があります。脱水になると血液の流れが悪くなり、脳卒中の引き金になる恐れがあります。

ポイントは夏の時期なら充分な水分補給をすること。汗を多くかいたときはなおさら水分の補給をして下さい。それ以外にも、発熱したとき、嘔吐や下痢をしたときにも水分の補給を忘れないようにします。

また、温度の急激な変化は心臓に負担になりますし、血圧の急激な上昇を引き起こし、脳卒中、とくに脳出血の発症を誘発します。冬場、暖房のきいた部屋から出て寒い場所、例えば、脱衣場やトイレ、浴室などは暖房がきいていませんから、急な温度の変化をもたらします。冬場に倒れる方が多いのはこのためです。

温度の変化がある場所へ移動するときは、服装などに配慮をして温度変化に対応して下さい。あるいは浴室などであれば、入る前にお湯を流して浴室の温度を上げておくなども有効です。

**●食生活の注意点は？**

一番の注意点は塩分の過剰摂取です。これが血圧上昇の要因になります。一日の理想的な塩分摂取量は5～7ｇと言われています。多くても一日の塩分摂取量が10ｇを超えないようにして下さい。

また、肥満もカロリーの摂り過ぎが原因です。糖質（炭水化物）を過剰に摂り過ぎると中性脂肪になって体内に蓄えられ、肥満の原因になります。すでに高血圧や脂質異常症、糖尿病の持病がある人は減量が絶対必要です。

理想体重は、現在ではつぎの出し方が推奨されています。

**体重（kg）＝身長（m）×身長（m）×22（70歳以上は21）**

例を挙げるならば、身長が1・72メートルの人ならば、

1・72×1・72×22＝65・08kg

になります。ぜひ参考になさって下さい。

さらに、コレステロールにも注意が必要です。脂肪量の摂り過ぎに気をつけなければいけません。とくにバターや肉類などの動物性脂肪の摂取を減らすようにします。その代わりに、魚類（とくに動脈硬化に効果があると言われるＤＨＡ・ＥＰＡを多く含む青魚類）、植物性の油、ゴマなどがお勧めです。

また、野菜や海草類、豆類、きのこ類、いも類などは食物繊維を多く含んでいますので、ＬＤＬコレステロールを減らしてＨＤＬコレステロールを増やします。野菜やいも類はカリウムを多く含み、血圧を下げ、脂質代謝改善作用もあります。

**主な食品の塩分量（可食部100gに対し）**

| | | |
|---|---|---|
| しょうゆ（うすくち） | | 16.0g |
| 米みそ（甘みそ） | | 6.1g |
| その他調味料 | ソース（中濃） | 5.8g |
| | ケチャップ | 3.3g |
| | マヨネーズ | 2.3g |
| | からし（練り） | 7.4g |
| 穀類 | うどん（生） | 2.5g |
| | 食パン | 1.3g |
| 魚介類 | さけ（新巻き：焼き） | 2.1g |
| | いか塩辛 | 3.9g |
| 野菜類 | 梅干し（塩漬） | 22.1g |
| | だいこん（たくあん漬：塩押しだいこん漬） | 4.3g |
| | 白菜（塩漬） | 2.3g |
| | 白菜（キムチ） | 2.2g |
| 肉類 | 焼き豚 | 2.4g |
| その他 | シュークリーム | 0.2g |

（出典：「日本食品標準成分表2010」文部科学省）

## 脳ドックを有効活用

脳ドックとは、MRIなどの検査によって脳や血管の危険因子を発見し、脳卒中といった脳の病気の発症や進行を防止しようとするものです。

最近では、無症侯性の脳梗塞や動脈瘤などを発見するために脳ドックを受けられる方が増えてきました。発症してからでは手遅れになる場合もありますから、症状が無くても危険因子を複数、持っている方はぜひとも検査を受けることをお勧めします。

ただ、病変が見つかってもすぐに手術を受けるとは限りません。そのときに見つかった病変の程度により、その後の治療方針、あるいは注意点が決められます。

自分が今、どのような状態なのか、知っているのと知らないのでは天と地との差があります。脳卒中を未然に防ぐ意味でも、40代以降になりましたら、一度は検査を受けられるといいでしょう。

たとえ、何も発見されなくても、危険因子を持っている人、または生活習慣に問題がある人は引き続き予防を徹底して下さい。

## 前兆現象を見逃すな!

脳卒中になるとクモ膜下出血を除いて、ある特定の症状が現れます。身体の片側の脱力や感覚の障害など、いろいろな症状が出てきます。詳しくは脳卒中の症状のところで説明しましたので、再度、確認して下さい。

問題なのはそれが一過性で終わった場合です。これについても「一過性脳虚血発作」のところで触れましたが、このような症状が現れたときにはそのまま放置せずに必ず専門医の診察を受けることです。これが非常に重要です。

脳ドックなどで定期的に検査を受けている方は症状が無くても病変を見つけることができますが、それ以外の方が脳卒中を発症する前に発見するには、この一時的な症状が現れたときが最後の発見のチャンスになります。

そのまま放置してしまうと、かなりの確率で脳卒中を発症しますので、まだ一過性の間に治療を受けることが最善の予防と言えます。

常日頃からどのような症状があるのか、頭の中に入れて置いて下さい。それがあなた自身を守る最大の武器になります。
脳卒中予防の最後に、予防の秘訣として、三つのRをお知らせします。

**1　Recognaize（危険因子を発見する）**

健康診断を毎年受診し、危険因子が無いかどうか、早期に発見することが大切です。もし発見した場合は、すぐに2を実行します。

**2　Reduce（危険因子を減らす、あるいは治療を開始する）**

危険因子が見つかったなら、出来るだけその危険因子を減らす、無くす努力を始めて下さい。生活習慣や食生活の改善だけでは良くならない場合は、治療も同時に開始します。

**3　Respond（発作が起きたら早期に受診する）**

どんな小さな症状、発作でもすぐに専門医を受診して下さい。発作が大きいときは救急車で専門医のいる病院へ出来るだけ早く行って下さい。とくに脳梗塞の場合はそれが治療の鍵になります。

## 再発を防ぐにはどうするか

脳卒中という病気は再発を起こしやすい病気と言えます。年間再発率は約5％程度。1年間に20人に一人ぐらいの人が再発している計算になります。

また、長いスタンスで調べてみると、最初の発症から10年間で約半分の人が再発しているというデータ（福岡県久山町の疫学的データ）もあります。

もともと脳卒中を起こした人は、脳卒中を起こす危険因子を持っている人ですから、よほど注意しないと再発をする可能性が高いと言えます。

もしそのような人が再発をしたならば、最初の発症時よりも重症化することがほとんどです。後遺症が重くなったり、新たな後遺症がさらに加わったりしますので、再発を防止することはとても大事なことと言えるでしょう。

ただ、これからお話することをきちんと守り、実行すれば、かなりの割合で再発を防ぐことが出来ます。

それでは再発防止に向けた予防法をお知らせしていきます。

脳卒中の再発予防は、だいたいつぎの四つのことを守れば再発を防げます。それぞれについてお話していきましょう。

**①脳卒中を引き起こした病気＝危険因子の治療、管理**

脳卒中を起こした人は必ずそれを引き起こした病気を持っています。その病気をきちんと治療すること、そして、完治しない場合はそれ以上、悪化しないように管理すること、あるいは再びならないように注意することです。

脳卒中を引き起こす病気とは、先ほどの予防のところでもお話したものと同じです。高血圧、脂質異常症、糖尿病などです。

それぞれについてはすでに説明しましたので、再度、確認して下さい。

**②生活習慣・食生活の改善＝危険因子を作らない生活**

これも脳卒中予防と同じです。危険因子を作らない生活習慣・食生活が大事です。一度、発症した方は必ずどこかに問題があるはずですから、必ず見直して修正するようにして下さい。

繰り返しになりますが、暴飲・暴食を止める、適度な運動をする、タバコは吸わない、規則正しい生活をする、ストレスは溜めない、水分補給はこまめにするなどを心がけて下さい。

③薬物療法を行う＝血栓をできるのを防ぐ

これは脳梗塞の再発を防ぐ方法です。第三章の治療法でも触れましたが、再発の予防でも同じ薬物療法を行います。いわゆる血栓が出来ないための治療法、**「抗血栓療法」**です。この場合も二通りの治療法があります。

**＊抗血小板療法**

これは動脈中で血栓が作られる場合、血液中の血小板が集まって塊を作り、それが血栓になります。これによって起こる脳梗塞としては、アテローム血栓性脳梗塞、ラクナ脳梗塞があり、これらの再発予防として血小板の働きを抑えて血栓ができるのを防ぐ**「抗血小板薬」**が用いられます。

現在、日本で使われている薬はつぎのようなものです。

・アスピリン
・クロピドグレル

・シロスタゾール

**＊抗凝固薬**

動脈にできる血栓は血小板が固まったものですが、心臓内で作られる血栓はそれとはまた違った形になります。それは血液中の凝固因子（血液が凝固するのに関わるいろいろな血漿成分）が関わって作られます。

そのため、心原性の脳塞栓症の再発予防には**「抗凝固薬」**を用いないと効果が期待できません。これに使われる薬はつぎのものです。

・ワーファリン

・ノアック

ただ、ここに問題があります。それはこのような抗血栓薬を処方されている脳梗塞患者のうち、４人に１人が薬の服用を自分で止めてしまうというデータ（日本脳卒中協会提供）があることです。

その理由は、あくまで予防のために服用するのであって、今の症状を緩和するための薬ではないためです。その結果、「飲まなくてもそれほど大きな影響はないのでは」と自分で勝手に思い込み、逆に副作用の心配をして止めてしまいます。

しかし、抗血栓薬は毎日、飲み続けることで脳梗塞の予防になるのであって、止めてしまえば効果が無くなってしまいます。

自分一人の判断で止めることは絶対しないで下さい。

また、再発のリスクを予防する方法として、手術を選択することもあります。とくに頸動脈に狭窄がある場合、脳梗塞の再発の最大のリスクになりますから、抗血栓療法や危険因子を取り除く努力をしても不充分なときは手術を選択します。

手術には「頸動脈内膜剥離術」と「頸動脈ステント留置術」がありますが、これについてはすでに説明をしてありますので、ここではその説明は省きます。

最後に再発予防には定期的な検査が必須です。これは予防の場合も同じですが、再発予防の場合は、通常の検査よりも短い期間で行う必要があります。患者の状態や治療の種類によってそれは変わって来ますので、担当医とよく話し合ってどのくらいの期間で検査を受ければいいかを相談して下さい。それが再発を予防するためには欠かせないと言えるでしょう。

# 第五章

# 地域の医療連携が重要課題

## 発症までの治療をスムースにするためには?

脳卒中を発症するまでにはいろいろな段階があります。実際に発症をしたならば、救急車を呼んで速やかに治療を受けることが大事ですが、そこに至る段階でも発症を食い止めるための治療が欠かせません。ここでは各段階での治療をスムースに受けるための方法を考えてみます。

また、その多くが地域のかかりつけ医の指導や治療が欠かせませんので、発症するまでは各段階の症状に応じて生活習慣の改善、あるいは生活習慣病の治療を受けることになります。

まずそれぞれの段階がどのようなものか、理解しましょう。

**■第一段階→生活習慣に問題がある場合**

これは一番初期の段階です。脳卒中を発症する危険因子を作る生活習慣がある場合です。

・不適切な食生活

・喫煙
・飲み過ぎ
・運動不足
・睡眠不足
・ストレスの過剰

このような状態が常態化していると次第に脳卒中の危険因子が作られることになります。この段階で対策を取れば、危険因子が作られることはなく、脳卒中を発症することもありません。

対策はつぎのようになります。

▼食生活の見直し
▼禁煙
▼適度な飲酒
▼適度な運動
▼睡眠と休養
▼ストレスの解消

この段階で修正できれば悪化を防ぐことが出来ます。

■**第二段階→境界領域期**

この段階は第一段階がさらに進んで生活習慣病になる手前の時期です。現われる症状としては、

・肥満
・血圧の高値
・脂質の異常
・血糖値の高値

などが起こります。ここで食い止めないと生活習慣病になり、治療が必要になります。対策としては、肥満の予防、適正体重の維持などがあります。

■**第三段階→危険因子の発生・生活習慣病の発症**

この段階になるとすでに危険因子が発生していますから、早急に治療をする必要があります。発生する病気としては、

・高血圧
・脂質異常症
・糖尿病
・肥満症

などがあります。それぞれに適した投薬治療が必要です。同時に生活習慣の改善も続けて図らなければいけません。薬を飲んでいるからといって、生活習慣を変えなければさらに病気が悪化し、脳卒中を引き越す確率が高くなります。

また、この段階で一過性の脳虚血発作が起こったり、無症侯性脳血管障害が起きている場合もありますので、注意を怠りなくするとともに一度、検査を受けておくことをお勧めします。

## ■第四段階→病気の発症（脳出血・脳梗塞）

病気の発症段階です。生活習慣病が進むとついには脳卒中が発症します。危険因子には心疾患などの他の因子も含みますが、生活習慣病の悪化がその引き金になることは間違いありません。

発症したら、速やかに専門医のいる病院へ運んでもらい、治療を受けて下さい。何度も繰り返しますが、とにかく早く受診することが最大のポイントです。また、遺伝的要素や加齢によっても、発症が加速します。

## ■第五段階→介護状態・要リハビリ状態

第四段階の処置が素早く、成功すれば発症前の状態に戻れますが、脳卒中の場合は多くの人が必要なリハビリを受けられる専門病院へと転院します。その点から言っても、脳卒中という病気は地域の医療機関の連携が必要ですし、発症の手前であればかかりつけ医からの紹介によって専門病院へ受診することも大事な要素となってきます。

また、リハビリ専門病院を退院した後は自宅療養となりますが、ここでも訪問診療をしてくれる、かかりつけ医との連携が大事になります。

## 病診連携の重要性

病診連携とはかかりつけ医と専門医との連携を言います。発症する前まで、第三段階までは、通常、地域のかかりつけ医で治療を受け、第四段階に進まないようにします。あるいは、かかりつけ医の紹介で高血圧や脂質異常症、糖尿病の専門医を受診して治療を受ける場合もあります。どちらにしても、かかりつけ医と専門医との連携が重要になります。

また、第四段階になって病気を発症したときでも、緊急の場合は救急車を呼びますが、発症する前から専門医の紹介を受けたり、カルテの提供などがスムースにできる病院や医師を知っておくだけでもその後の連携がうまくいき、治療にも無駄が無くなります。

さらに、発症後のリハビリや自宅での訪問診療などもかかりつけ医との連携があれば、より効率的に行うことができます。

通常はかかりつけ医の診療を受けながら、必要なときは専門医の診断を仰ぐ。このような二つの診療体制は、患者だけでなく、かかりつけ医や専門医にも大きなメリットがあります。
ここでかかりつけ医を選ぶときの目安を書いておきます。

＊自宅になるべく近い場所にあること
＊話を親身になって聞いてくれ、そして説明をきちんとしてくれること
＊どんな病気にも対応してくれること（医師の専門以外の分野でも）
＊必要な状況のときにその病気にふさわしい医師を紹介してくれること

かかりつけ医がいるといないのでは肉体的なメリットだけでなく、精神的なメリットもあります。日頃から何でも話せる身近なかかりつけ医を作っておくことが大切です。

## 専門医の紹介の受け方

今の日本では医療機関を受診するのは基本的に制限を受けないことが保障されているの

で、紹介状が無くても受診は可能です。しかし、より細かい情報を相手に提供するためにはかかりつけ医からの紹介状（診療情報提供）が欠かせません。

ただ、救急車で運ばれた場合などではそのような情報は提供できませんから、その場合は本人が話せるときは内服している薬を教えるか、話せない場合は家族が服用している薬の袋かお薬手帳などを持参して伝えることが大事です。これだけでも患者がどのような状態であるかがある程度わかります。

つぎに紹介の種類ですが、二つの考え方があります。

**■対診（consultation）**

この場合はかかりつけ医から紹介状を書いてもらい、専門医を受診しますが、アドバイスをもらったならば再びかかりつけ医に戻って治療を受けるケースです。

**■転医（referral）**

これは主治医が変わっていく場合です。脳卒中を発症したときには急性期医療ができる病院へ変わりますから、当然、主治医も変わります。

また、急性期医療が終わればリハビリ専門病院へと紹介を受けて行く場合にも主治医が変わります。

このように二つの紹介の種類がありますので、治療の目的によってどちらなのかを確認して下さい。

みなさんがご自分で専門医を受診される場合でも、紹介状を書いてもらってから受診されるようにしましょう。専門医の先生もその方が多くの情報を得られるのでより正確な診察が出来ます。

現在では、急性期を治療する病院やリハビリ専門病院へ移っても、最終的にはかかりつけ医に戻るようになってきています。かかりつけ医の役割が重要になってきていると言えるかもしれません。

## 脳卒中は三つのステージで治療をしていく

実際に脳卒中になった場合の医療連携体制を見てみましょう。現在、**【急性期】【回復**

期】【維持期】の三つのステージに分けられて治療が行われます。

### 1　急性期→急性期病院での治療

これは発症してから病態が落ち着くまでの期間です。かかりつけ医から紹介されて来る場合もありますが、多くは救急車で運ばれて来る場合が多いと思います。ここで急性期の治療が行われます。

治療結果が良ければ発症前の状態に戻れますから、退院して自宅に戻れますが、リハビリが必要な場合は転院の調整の後、リハビリ専門病院へ移ります。

ただ、回復期のリハビリテーション施設への転院も難しい最重症患者の場合は、ここからすぐに維持期のケアに移ります。

### 2　回復期→リハビリ専門病院での治療

ここで生活機能の回復を目的にリハビリを集中的に行い、在宅医療も含めて退院が可能ならば退院になります。

しかし、まだそれが無理な患者の場合は、維持期の療養型病床群（療養型病院・老人保健施設）に移り、療養をしながら生活ができるまでのリハビリを受けます。それでも無理な場合は介護施設等に移り、介護サービスを受けながら退院の機会を待ちます。
あるいは、リハビリ専門病院での機能回復が思わしくない患者の場合は、すぐに維持期の介護施設等に移ることもあります。

### 3 維持期→療養型病床群・介護施設等での生活リハビリ、サービス

自宅に生活することがすぐには難しい患者がここに移り、リハビリやサービスを受けます。退院の見通しが立てば自宅で介護をしながら療養することになります。

脳卒中では急性期から回復期、維持期への連携がとても重要です。それぞれの機能を分化し、ネットワークを築くことで急性期病院が救急車で運ばれてきた患者を断らなくて済むようになり、充分なリハビリも受けてもらえるようになりました。

## 非常に重要な医療・地域連携

脳卒中の治療にはかかりつけ医と専門医の連携（病診連携）だけでなく、急性期の専門

病院と回復期のリハビリ専門病院、そして維持期の病院や施設との連携が非常に重要になります。そのため、これらの連携を特別に**「医療連携」**または**「地域連携」**と呼んでいます。

医療の専門化・機能の文化が進むなかで、これらの連携によるメリットは確実に増えています。例えば、

**■適切で良質な医療が提供できる**
**■地域の医療資源（人材や施設など）を有効に活用できる**
**■患者や家族、あるいは医療従事者の満足度を高めるのに貢献できる**

などが挙げられます。

また、ガイドラインや院内クリティカルパス（診療計画表）などの活用により、どこの病院で受診しても同じレベルの診療が受けられるようになりました。

さらに、地域連携システムの構築や地域連携クリティカルパス（つぎの項目で詳細）の運用によって、患者が平等に利益を受けられるようになりました。全国どこにいても標準的な専門医療が受けられるような取り組みが図られています。

このような取り組みは病院や施設の間だけではなく、救急隊と救急施設との病院前連携

にもつながり（第二章で説明）、一次（初期）救急施設＝入院や手術を伴わない一次救急を行う診療所や夜間休日診療所や二次救急施設＝入院や手術を必要とする患者に対応できる救急医療施設、そして、三次救急施設＝二次救急施設では対応できない重篤な疾患や多発外傷に適応できる医療を行う救命救急センターや高度救命救急センターなどとの連携も必要となっています。

## 地域リハビリテーションと地域連携パスの果たす役割

脳卒中の患者に限らず、障害を持った人や高齢者が住みなれている場所の近くで、そこに住む人たちと一緒に生き生きと暮らせるように、医療や福祉、保健に関わる人たちがリハビリテーションという立場から行う活動を「**地域リハビリ**」と言います。

目的は介護の状態を出来るだけ減らすこと、そして要介護とならないように予防も兼ねて、さまざまな段階でリハビリを過不足なく行えるように、地域の中で整備しなくてはいけません。

ただ、脳卒中に関して言えば、急性期の治療によって元の状態に回復できなかった場合は、回復期を挟んで在宅での療養がもっとも長くなりますので、在宅ケアを支える仕組みをきちんと構築することが肝心です。

理想的な在宅システムの事例を挙げますとつぎのようになります。

**＊訪問介護等の充実**

訪問診療、訪問介護、訪問看護、訪問リハビリ、訪問入浴介護などです。

**＊かかりつけ医・ケアマネージャーなどとの連携**

場合によっては、短期入所に入り、集中リハビリを受ける必要性が出てくることもあります。このような判断はかかりつけ医やケアマネージャーとの連携で可能になります。

**＊通所介護・通所リハビリ・通院リハビリ**

訪問介護やリハビリでなく、通所や通院をして介護やリハビリを受ける場合もあります。この判断もかかりつけ医やケアマネージャーとの連携から生まれます。

**＊福祉用具の貸与**

人によってはさまざまな生活補助のための用具が必要になってきます。これもかかりつけ医の指示やケアマネージャーと連絡を取ることでスムースに提供を受けることが出来ます。

## ●地域連携パスの活用

医療の高度化に伴い機能の分化が進み、それぞれの連携が不可避になってきました。その仕組みを患者が理解しやすいように、また治療に積極的に参加してもらうために地域連携クリティカルパス＝地域連携パスが作られるようになりました。

脳卒中の治療に関しては、急性期を過ぎた後の治療の継続性とリハビリの継続性が重要な課題となります。そこで、急性期の治療のために病院に入院された後、地域で治療とリハビリを続けるために入院計画書と地域連携パスを作成して、それを元に治療と連携がスタートします。

このパスの目的は最終的に達成させたい目標を患者本人が理解して、療養に励んでもらうことと、急性期から回復期、維持期、そして在宅になっても切れ目のない上質なケアが受けられることを目指しています。

脳卒中はその期間によって患者が直面する課題が変化していきます。急性期は病気、回復期は障害、維持期は生活。これらの課題に直面するとともに診療を担当するチームも変わります。

このような違うチームと関わりながら治療を行うわけですから、地域連携パスの活用とともに、システムの構築が大事なことがおわかり頂けると思います。

## チーム医療を海外へ伝授

最後に日本で行われている脳卒中治療の技術を海外にもぜひとも伝えたいと始めた海外研修医制度をご紹介したいと思います。

これは二〇〇六年からほぼ2年ごとにベトナムのダナン病院から計4人、若手医師を受け入れ、手術方法などを指導しています。

今年（二〇一六年）は5月22日までの1か月間、若手医師と看護師計4人を招き、「チーム医療」をテーマに研修しました。チーム医療の概念を伝えて、少しでもお役に立てればと考えています。

この模様が読売新聞の二〇一六年6月4日の広島版に記事として掲載されましたので、引用してお知らせしたいと思います。

「ボランティアとしてダナンで形成外科医の養成に取り組む知人の日本人医師から荒木さんが、ダナン病院の若手脳外科医を受け入れるよう頼まれたのがきっかけ。二〇〇六年末から3か月の研修期間中、来日した医師はなまりのある英語で熱心に専門医に話しかけ、技を吸収しようとした。その姿に心を打たれ、荒木さんは、往復の旅費を負担し、滞在中に寮を提供するとともに奨学金を贈るなどして計4人の医師を招いた。

荒木さんによると、ベトナムの手術のレベルは二〇〇六年当時、『日本から20〜30年くらい遅れていた』というが、経済成長に合わせるかのように格段に進歩している。前回（二〇一三年4月〜5月）、受け入れた医師の手技は、『日本の専門医と遜色なかった』という。（中略）

今回の研修は4月20日〜5月22日、集中治療室と麻酔科の医師各1人と看護師2人を、同法人の荒木脳神経外科病院に招いた。医師だけでなく、看護師や理学療法士らが担当になり、入院患者への口腔ケア、栄養管理、リハビリ、床ずれを防ぐ方法などについて指導した。

　特に手術開始までの時間が10分遅れるごとに、術後に差が出るとされる超急性期の脳梗塞の手術も2回、見学させた。うち1回は午前0時頃、救急車で患者が運び込まれると、放射線科での検査と併行して、看護師や技師が手術室の準備を進め、約1時間で手術を始められるようにした。ベトナム人の医師らは『チーム医療の仕組みは素晴らしい』と感嘆していた。看護師らが交代する際に申し送りをしている様子にも興味を持ち、熱心にメモをとるなどしていたという。

　荒木さんは『最良の医療を提供するには、医師の技術だけでなく、様々な職種のスタッフと一体で取り組むことが大切。すぐには難しいかもしれないがチーム医療の考え方を忘れず、将来はベトナムでも広げてほしい』と

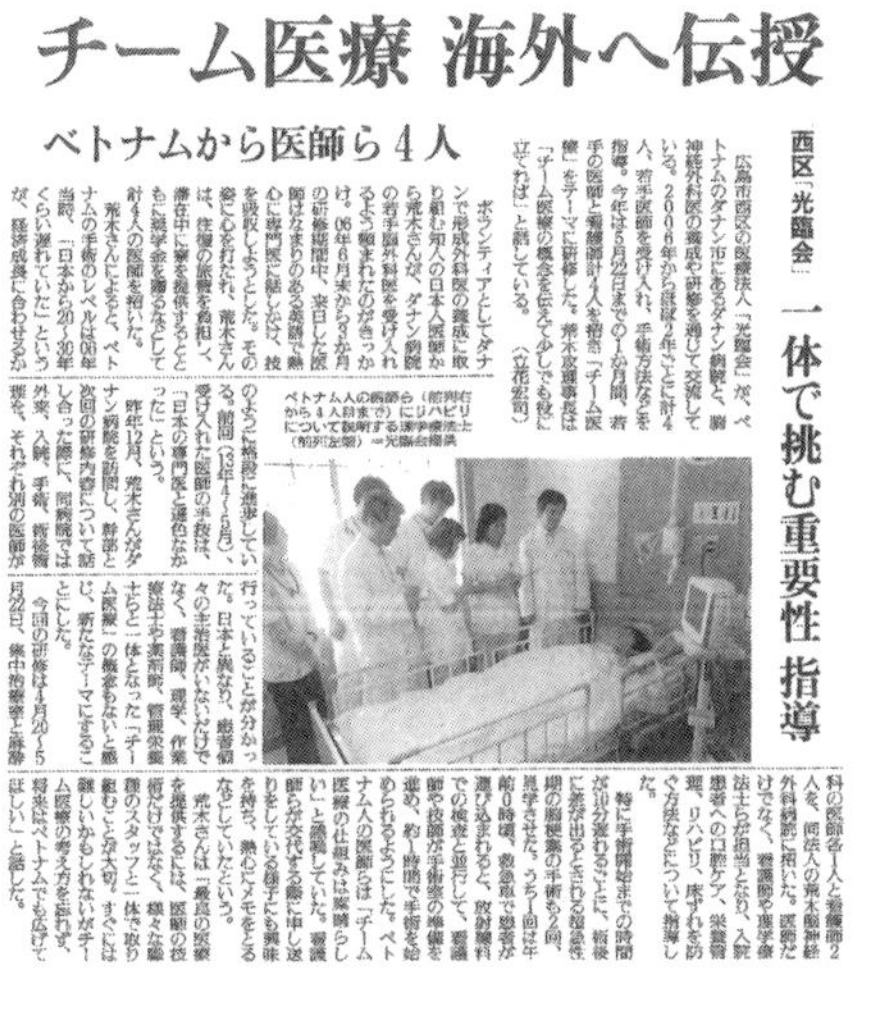
チーム医療 海外へ伝授
ベトナムから医師ら4人
西区「光臨会」 一体で挑む重要性 指導

広島市西区の医療法人「光臨会」が、ベトナムのダナン市にあるダナン病院と、脳神経外科医の養成や研修を通じて交流している。2006年からほぼ2年ごとに計4人、若手医師を受け入れ、手術方法などを指導。今年は5月22日までの1か月間、若手の医師と看護師計4人を招き「チーム医療」をテーマに研修した。荒木攻理事長は「チーム医療の概念を伝えて少しでも役に立てれば」と話している。（立花宏司）

ベトナム人の医師ら（前列右から4人目まで）にリハビリについて説明する理学療法士（前列左端）＝光臨会提供

話した」

このような取り組みが今後、日本全国で広まってほしいと思います。医療に国境はありません。一人でも多くの患者が平等に最新の医療を受けられる時代が早くやってくることを願ってこれからも努力を続けたいと思います。

# 終わりに——最新の医療情報を知って脳卒中を克服しよう!

科学の進歩は日々留まることを知らないと言いますが、医療の分野、とくに急性期脳梗塞の治療では、正しい医療情報を知って治療を受ければ、昔ほど恐れる必要はないところまで来ています。

ただ、確かにその分野の発展は目覚ましいものがありますが、それを活かすには患者自身が自分がなる可能性のある病気について、現在、どのような治療方法があり、それを最善の状態で受けるにはどうすればいいかをきちんと知っている必要があります。

また、患者の治療は最新の医療技術を駆使する医師だけでできるものではなく、それを支える検査技師や看護師、その他のスタッフの協力、そしてそれを取り巻く地域や行政の援助があって初めて可能になるものです。

ここ数年の発展が顕著である急性期脳梗塞の治療について、この本では最新の医療情報を提供していますが、それ以外にも脳卒中全般についても最新の医療データをお知らせしています。

そして、これからの医療はチームで行うことが主流になります。それは医療の高度化により、専門分野が分化されてきた影響でもありますが、その連携プレイの密着度が濃ければ濃いほど最善の治療が受けることができます。

さらに、急性期の初期段階を過ぎ、回復期、維持期になれば、地域のかかりつけ医やケアマネージャーなどとの連携により、さまざまな治療とリハビリを受けることもできるようになりました。

医療はこれからも発展を続けていきますが、それを利用する患者であるみなさま、そして、医療関係者自身も現在、ベストの治療やリハビリ、その他のサービスを受けるには何が必要かを知っておかなくてはいけません。

この本ではその手助けになる情報をお知らせしたつもりです。この本を読むことでみなさまの病気が最善の治療を受けられることを祈りつつ、ページを閉じることにします。

# 超・急性期脳梗塞治療への挑戦！

## ～初期症状の気づきで命を救う～

2017年1月24日　第1版発行
2017年4月7日　第2版発行
2018年9月1日　第3版発行

定価はカバーに表示してあります。

著　者　荒木　攻
発行者　羽田　直仁
発行所　みずほ出版新社株式会社
〒365-0068　埼玉県鴻巣市愛の町412
電話　048(577)3750
FAX　048(577)3752

発　売　株式会社日興企画
〒104-0032　東京都中央区八丁堀4-11-10第2 SSビル6F
電話　03(6262)8125
FAX　03(6262)8126

印　刷
製　本　藤原印刷株式会社

Printed in Japan

ISBN978-4-88877-925-8 C0095 ¥1400E